JN189755

過活動膀胱の
サイエンス

山口 脩

福島県立医科大学 名誉教授

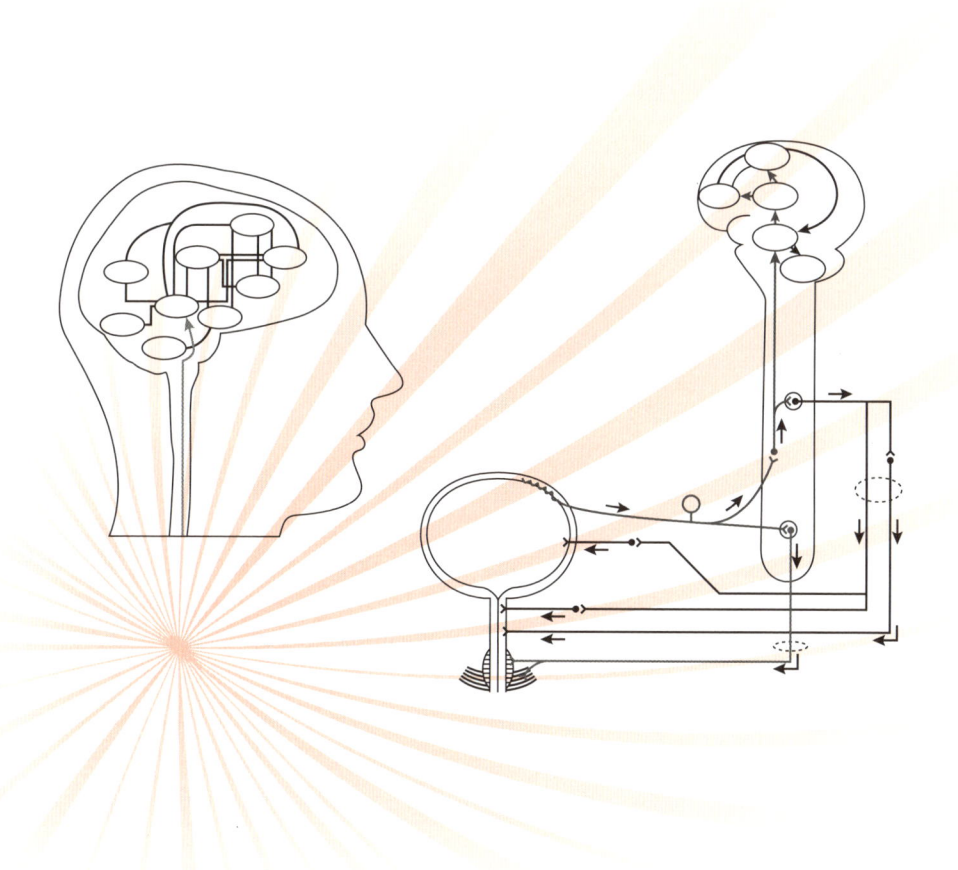

RichHill Medical

はじめに

　過活動膀胱とは，頻尿や尿意切迫感のような不快な症状が発症する病気である。この病気になると，トイレが近くなる上に，尿意切迫感のため我慢できず尿が漏れたりするので（切迫性尿失禁），日常の行動が制限され生活の質が著しく損なわれる。また，加齢に伴って患者が増加することから，超高齢時代を迎え多くの関心が寄せられている疾患の一つでもある。なお，過活動膀胱は病名としては長く語呂が悪いので，本書では英語の「Overactive Bladder」を略して OAB と言うことにする。

　以前，OAB の原因は膀胱の不随意収縮と考えられていたので，診断には膀胱内圧を記録する尿流動態検査が必要であった。しかし，尿流動態検査は侵襲が大きく，ルーティン検査として実施できるものではない。このような事情から，2002 年に国際禁制学会（ICS）によって，OAB の定義が従来の「膀胱不随意収縮」から「尿意切迫感を必須症状とする症状症候群」へと変更された。この新しい定義により尿流動態検査を行わなくとも症状に基づいた OAB の診断が可能となり，OAB の診療が専門医だけでなくプライマリケア医まで広く普及することになった。

　実臨床に目を向けると，OAB の診療ガイドラインが，2005 年に第 1 版，2015 年に第 2 版が発刊されている。このように，OAB はエビデンスに基づく診療が確立された疾患である。ところが，OAB は今でも「何か釈然としない病気である」との印象を与えている。著者は OAB の講演で全国各地を回る機会を得たが，聴講された方々の OAB に対する印象は「症状症候群であることは理解できたが，何かスッキリしない疾患」というものであった。一方，ある講演で仮説も含め発症機序について話をしたところ，「OAB がよく分かった」という感想が多かった。やはり，誰もが OAB のような病気はどうして起こるのか，その原因や仕組みを知りたいのである。現代の医療ではエビデンスに基づく治療の提供が最優先され，病気の

原因や発症機序は後回しにされてしまう。これが OAB のような病気を分かり難いものにしているかも知れない。

　この 20 年間で OAB に関する基礎研究はかなりの成果をあげてきた。そこでは，私たちが学生時代には想像もできなかった興味深い知見が次々と発見されている。例えば，OAB の発症は膀胱求心性神経の活動亢進という視点から捉えられ，膀胱尿路上皮（粘膜）から放出される ATP やアセチルコリンのような伝達物質，あるいは膀胱局所に起こる自発収縮運動が，求心性神経の活性化に重要な役割を果たしている。また，OAB の主症状である尿意切迫感の発症は，その原因が膀胱だけにあるのではなく，脳における膀胱知覚情報の処理のされかたにも問題のあることが明らかにされている。さらに，OAB の治療薬である抗コリン薬や β_3 アドレナリン受容体作動薬についても，それぞれの作用機序がこれまで考えられていたものとはかなり異なることが分かってきた。このように，研究の最先端では，OAB の実像に繋がる知見が続々と蓄積されている。残念なことに，これらの成果を臨床へトランスレーションする適切な書物のないのが現状である。

　本書は「OAB のサイエンスとしての面白さ」を伝える読み物である。最後まで読み通すことができるように，記述はできるだけ平易にし，専門的で難しいところは各セクション末のコラムにまとめた。本書では，著者の好みに偏っているとの批判を覚悟で，説得力のある研究を取り上げ，発症機序，病因，治療薬の作用機序などを自由に論じた。研究の面白さとは，従来と異なる視点からユニークな発想と大胆な仮説を立て，それが実証された時のエキサイティングな喜びである。若手医師や研究者には，総説や論文からは知りえない OAB 研究の面白さが本書を通じて伝わることを願っている。また，OAB の診療に関わっている泌尿器科医やプライマリケアの先生方には，多忙な診療の合間に OAB という疾患の考え方を整理し，個々の患者の診療に少しでも役立つことができるなら幸いである。

目次

1 過活動膀胱とは

● 1. 過活動膀胱（OAB）とはどのような病気か

はじめに，過活動膀胱（overactive bladder: OAB）という疾患をイメージしてもらうため典型的な症例を紹介する。50 代の女性が「トイレが近くて困っている」と訴えて受診することがよくある。尿検査をしても異常はない。また，脳や脊髄を含め神経系にも障害はない。よく聞いてみると「トイレに行くまで我慢できず漏らしてしまう」ことがあり，本当はこちらのほうで困っているという。問診をさらに進めると，「我慢できないような強い尿意を感ずることが 1 日のうち 2〜3 回あり，時々間に合わず漏らしてしまう」とのことであった。この方が訴えていたのは，まさしく OAB の症状である。トイレが近いという症状は頻尿，我慢できないほど強い尿意は尿意切迫感，尿意切迫感のため漏らしてしまうのは切迫性尿失禁であるから，OAB とは頻尿や尿意切迫感あるいは切迫性尿失禁のような症状が現れる病気である（*Column 1* 参照）。

このような OAB は女性にも男性にも同程度に発症し，生活の質（QOL）を著しく損なう。実際，OAB になると，頻尿のため何度もトイレに行かなければならないし，いつ尿意切迫感や尿失禁が起こるか予測できないのでたいへん不安である。このため，安心して買い物に行けない，トイレが心配でバス旅行に参加できない，長時間の会合に出席できないなどのように，日常生活が著しく制限されることになる。重症になると，引きこもりや孤立する人が多くなり，うつ状態へ移行するリスクが高くなるといわれている。

● 2. OAB の有病率

さて，OAB の症状をもつ人はどのくらいいるのであろうか。40 歳以上の成人を対象とした 2003 年の疫学調査では有病率が 12.5% と報告されているので，我が国における患者実数は約 810 万人と推定されている[1]。

これは，大人が 10 人集まると 1 人以上は OAB に罹っていることになり，たいへん身近な病気である。また，歳を取るほど OAB の患者は増えていくので，高齢化が深刻な我が国では疫学調査時よりも患者数がさらに増加していることが予想されている。男女別では，50 代から 70 代まで男性の有病率は女性より高いが，80 代になると男女がほぼ同じになる。

欧米で行われた 18 歳以上を対象とした疫学調査によると，OAB 全体の有病率は 11.8% で，男女間に有病率の差はなく，加齢に伴って増加すると報告されている[2]。OAB は，どの先進国でも，患者数が多いこと，加齢に伴い患者が増えていくことは共通の問題であり，適切な医療対策が求められている疾患の一つである。

● 3. OAB の診断とウロダイナミクス検査

それでは，OAB はどのように診断されるのであろうか。かなり昔のことになるが，1990 年代の後半まで，ウロダイナミクス検査が OAB の診断に重要な役割を担っていた（**図 1-1**）。ウロダイナミクス検査（Urodynamic Study: UDS）についてはコラムで解説するが，その基本は滅菌水を膀胱に注入しながら膀胱内圧を記録する検査である（**Column 2**）。

当時，OAB とは切迫性尿失禁にみられるように「膀胱が自分の意思に反し勝手に収縮するため尿失禁になる疾患」と考えられていた。したがって，OAB が疑われると先ず UDS 検査を行い，自分の意思で抑えられない膀胱収縮（膀胱不随意収縮）が観察されるものを OAB と診断していたのである（**図 1-2**）。ところが，排尿障害を専門に診る医師の間では，OAB の症状を訴える患者に UDS 検査を行うと，膀胱に不随意収縮が起こる場合と起こらない場合のあることが知られていた。

UDS によって OAB を診断できるということは，日常生活の中で起こる

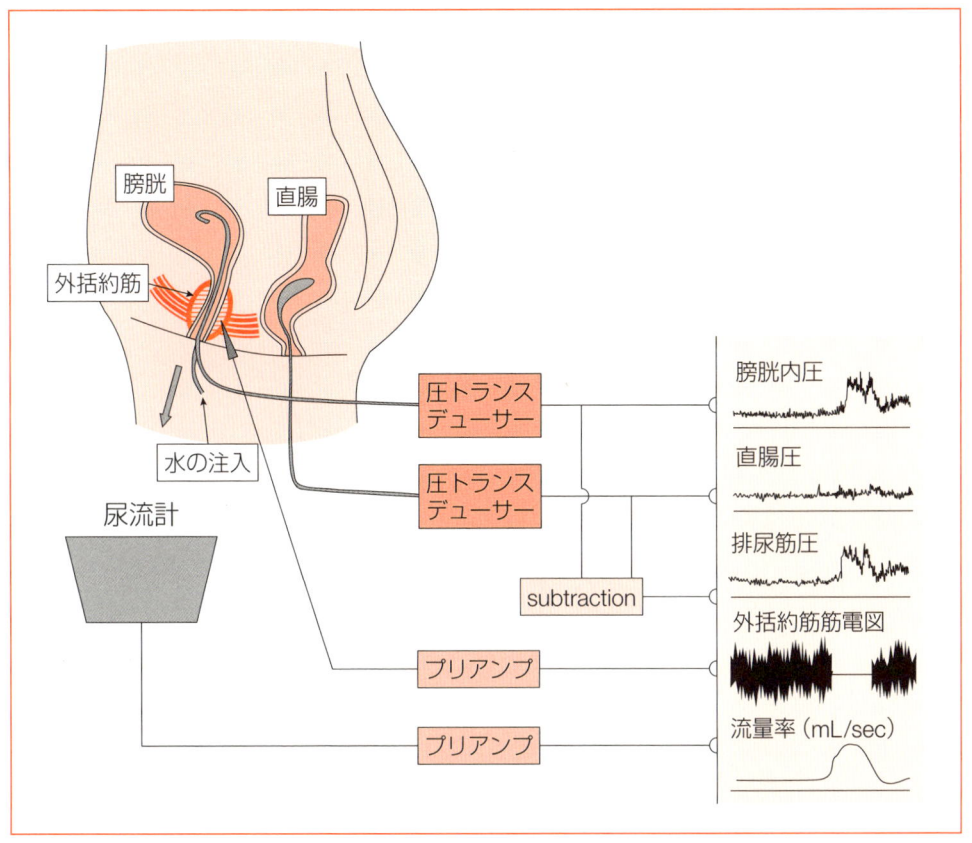

図1-1 ウロダイナミクス検査

尿意切迫感や膀胱不随意収縮がUDSで再現されることを前提としている。ところが，UDSを受けている患者は，尿道からカテーテルが膀胱に挿入され，直腸にもバルンカテーテルが留置され，さらに圧トランスデューサーや注入シリンジにつながれている状態である（**図1-1**）。このような非生理的かつ非日常的な環境の中で，尿意切迫感や膀胱の不随意収縮が果たして再現されるのであろうか，大いに疑問がもたれるところである。

　この問題を検証した臨床研究によると，「日常生活において明らかに尿意切迫感および切迫性尿失禁をもつOAB患者にUDSを施行したところ，約50%の患者では尿意切迫感も膀胱の不随意収縮も認められなかった」

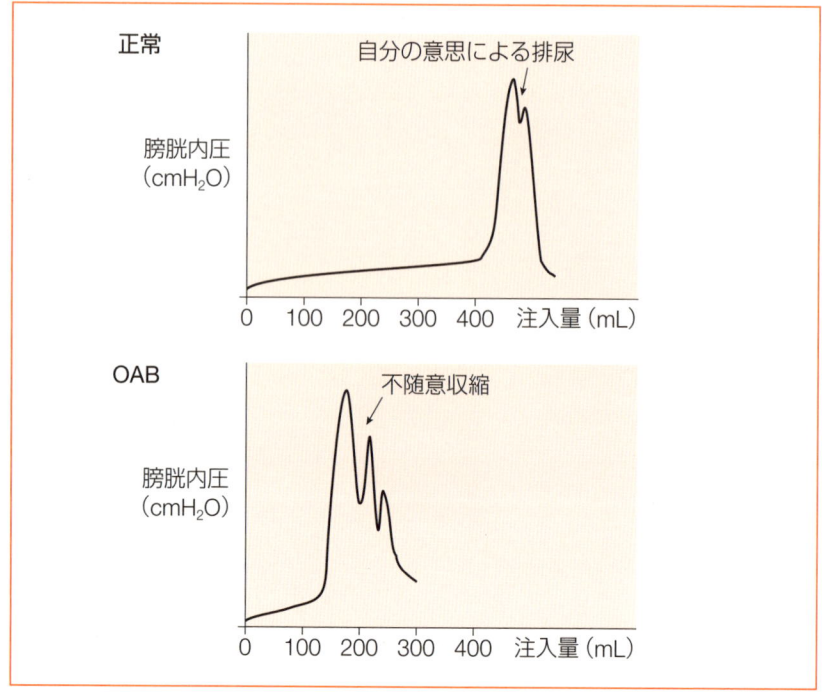

図1-2 シストメトリーにおける膀胱不随意収縮の出現
UDSから，膀胱内圧測定（シストメトリー）を抜粋したものを示す。健常者（上）では，自分の意思で排尿するときに膀胱が収縮する。OAB患者（下）では，自分の意思に反して不随意収縮が出現する。

ということである[3]。このように，多くの患者で症状とUDS検査所見が一致しないことから，OABの疾患概念とその定義が大きく変更されることになった。

4. OABは症状症候群である

今から17年前の2002年に，排尿障害の国際学会である国際禁制学会（International Continence Society: ICS）は，OABの定義を従来のUDS検査に基づくものから症状に基づくものへと変更した。これによると，OABは「尿意切迫感を必須症状とし，通常これに頻尿や夜間頻尿を伴うが，切

迫性尿失禁は伴うこともあれば伴わないこともある症状症候群」として定義された[4]。切迫性尿失禁はトイレまで我慢できれば起こらないので必須の症状ではない。もちろん，膀胱炎，膀胱癌，膀胱結石，前立腺炎などの下部尿路の器質的疾患は，除外されなければならない。

　このOABの定義は，実地診療からみてもたいへん理にかなっているといえる。何故なら，患者は症状があるから病院に来るのであって，初診時に膀胱の不随意収縮を訴える患者はいないからである。このように症状症候群（症状の集まり）としてOABを定義したことにより，煩雑で侵襲の大きいUDSを行わなくとも，症状に基づいてOABを診断することが可能となった。これは排尿障害医療の歴史において画期的なことであり，OABの診療が排尿障害の専門家だけでなく一般医家にまで広く普及することになった。

▎*Column 1*▎

神経因性OABと非神経因性OAB

　ここで，本書で扱うOABについて少し解説する。OABは病因によって神経因性と非神経因性に分類される。神経因性OABとは，脳血管障害，パーキンソン病，脊髄損傷のような神経障害が原因で発症するOABである。神経障害があると知覚が麻痺していることがあるので，患者が尿意切迫感という病的な膀胱知覚を症状として自覚している場合に限り，神経因性OABと診断される。

　非神経因性OABとは，臨床的に神経障害が認められない患者に発症するOABである。通常OABというと非神経因性OABのことであり，本書で取り上げているOABも非神経因性OABである。

　代表的な非神経因性OABには，原因が特定されない特発性OAB（成人男女）と，中高年男性の前立腺肥大あるいは女性の膀胱瘤による下部尿路閉塞に起因するOABがある。欧米では，特発性と閉塞性の2つを一緒にして特発性OAB（idiopathic OAB）とする傾向にある。OAB患者の大部分は，日常診療の対象となる非神経因性OABである。

▐ *Column 2* ▐

ウロダイナミクス検査（UDS）

　UDSとは，蓄尿期から排尿期までの，膀胱および尿道（尿道括約筋）の振る舞いを調べる検査である。膀胱には尿道から二重管カテーテルを留置し，温めた滅菌水を注入しながら膀胱内圧を記録する。直腸にはバルンカテーテルを挿入し，腹圧として直腸圧を記録する。膀胱内圧は腹圧をかけると上昇するので，膀胱内圧から腹圧を引いた排尿筋圧を真の膀胱収縮圧として記録する。外尿道括約筋の筋電図は，会陰から尿道周囲横紋筋に刺入した針電極から導出する。排尿期における流量率（mL/sec）は，尿流計で記録される。以上のセットアップは**図1-1**に示した。

　正常なヒトにUDSを行うと，滅菌水を注入している間（注入期）は膀胱に尿がたまっていく蓄尿期に該当し，膀胱活動が停止するので排尿筋圧は平坦になる（**図1-3**）。また，蓄尿期には尿が漏れないように尿道括約筋が収縮するので，外尿道括約筋の筋電図は放電スパイクの頻度と振幅の増加を示す。一方，膀胱蓄尿量が最大となり排尿を開始すると，尿道括約筋の弛緩に続いて排尿筋圧が上昇し，膀胱内の水が尿流として排出される（**図1-3**）。

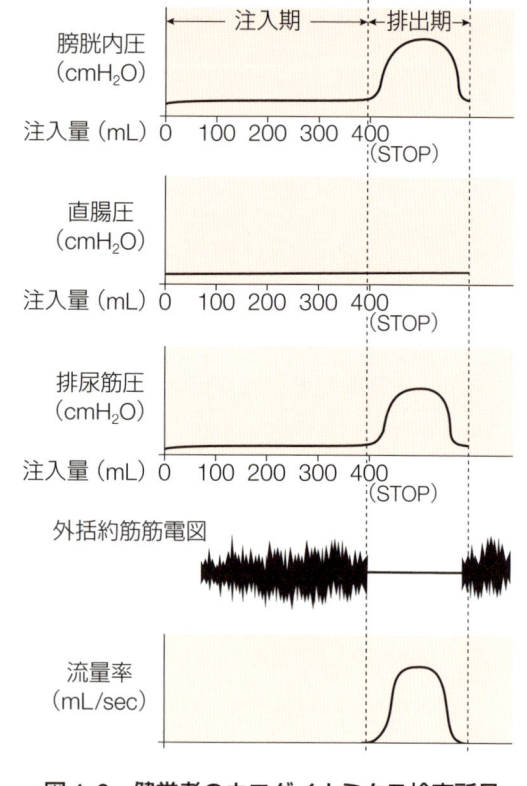

図1-3　健常者のウロダイナミクス検査所見

▌*Column 3*▐

正常下部尿路機能について

　膀胱に尿をためる蓄尿と，膀胱内の尿を排出する排尿は，膀胱および尿道から成る下部尿路の基本的な機能である。

　蓄尿期には，膀胱平滑筋（排尿筋）が弛緩し尿道括約筋は収縮するので，尿を漏らすことなく膀胱にためることができる（**図1-4**）。一方，排尿期になると，排尿筋が収縮すると同時に尿道括約筋が弛緩するので，膀胱が空になるまで尿を排出することができる（**図1-4**）。蓄尿期や排尿期における膀胱と尿道括約筋の相反する動きは，末梢および中枢神経による制御のもとで可能となる。

● 蓄尿のメカニズム

　蓄尿期には，膀胱壁の伸展情報が知覚神経（Aδ線維）を介して胸腰髄（Th11-L2）の交感神経中枢および仙髄（S2-4）のOnuf核へ入力され，交感神経と陰部神経の興奮が引き起こされる。交感神経の興奮は，β_3受容体を介して膀胱に弛緩をもたらすとともに，α_1受容体を介して尿道平滑筋（内尿道括約筋）を収縮させる。一方，陰部神経（体性神経）の興奮は，外尿道括約筋の収縮を起こす。このように，脊髄を中枢とする蓄尿反射により，膀胱の弛緩と尿道括約筋の収縮が同時に起こり，蓄尿が可能となる（**図1-5**）。

　脳による排尿中枢への制御も，蓄尿の維持に重要な役割をもつ。膀胱か

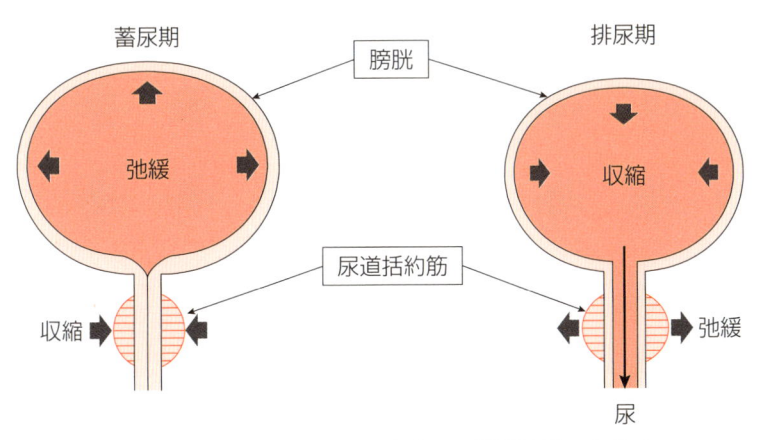

図1-4　蓄尿期と排尿期における膀胱と尿道括約筋のふるまい

Column 3 続き

らの伸展情報は，知覚神経を経由して脊髄を上行し，いったん中脳水道周囲灰白質（periaqueductal gray: PAG）に入力され，脳内の様々な部位で処理を受け，前頭前野（prefrontal cortex: PFC）に投射される。PFCでは尿意を感知しながら，橋排尿中枢（pontine micturition center: PMC）を抑制する信号が送られる。

　このようにして，排尿が許される状況になるまで，排尿反射の作動を抑えることができる（**図1-5**）。

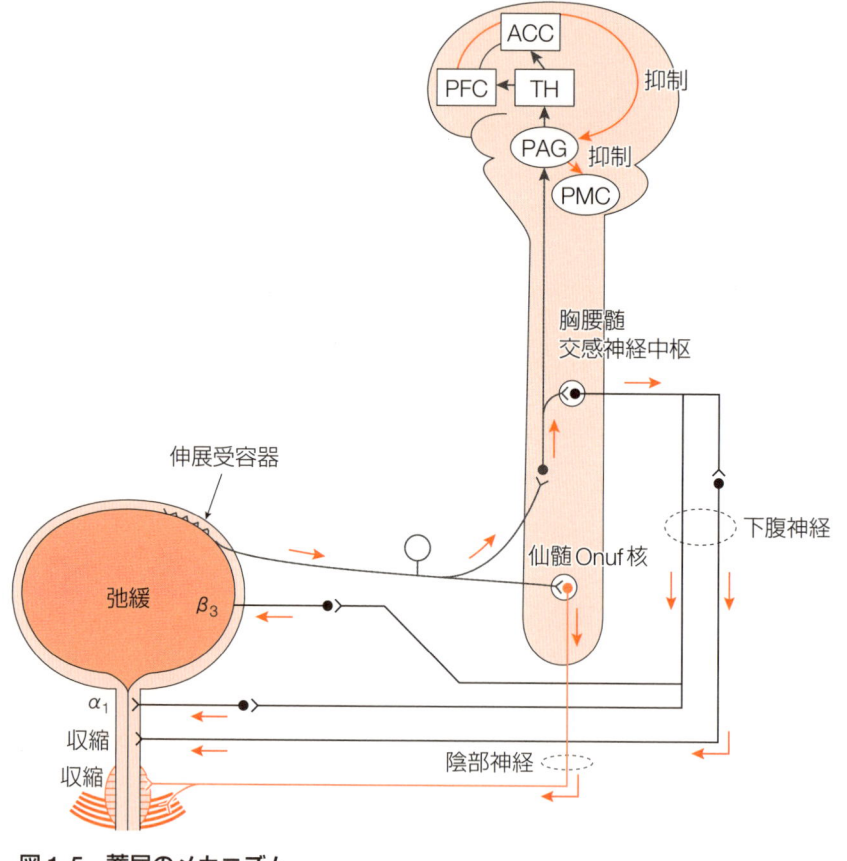

図1-5　蓄尿のメカニズム
ACC：前帯状回皮質　　　PFC：前頭前野　　　TH：視床
PAG：中脳水道周囲灰白質　　　PMC：橋排尿中枢　　　β_3：β_3受容体
α_1：α_1受容体

Column 3 続き

● 排尿のメカニズム

　膀胱からの求心性シグナルは，脊髄を上行しPAGでシナプスを変え PMCに入力するので，脳幹部のPMCを中枢とする排尿反射路が形成されている。

　排尿を決意すると，PFCから促進性シグナルがPAGを経由してPMCに

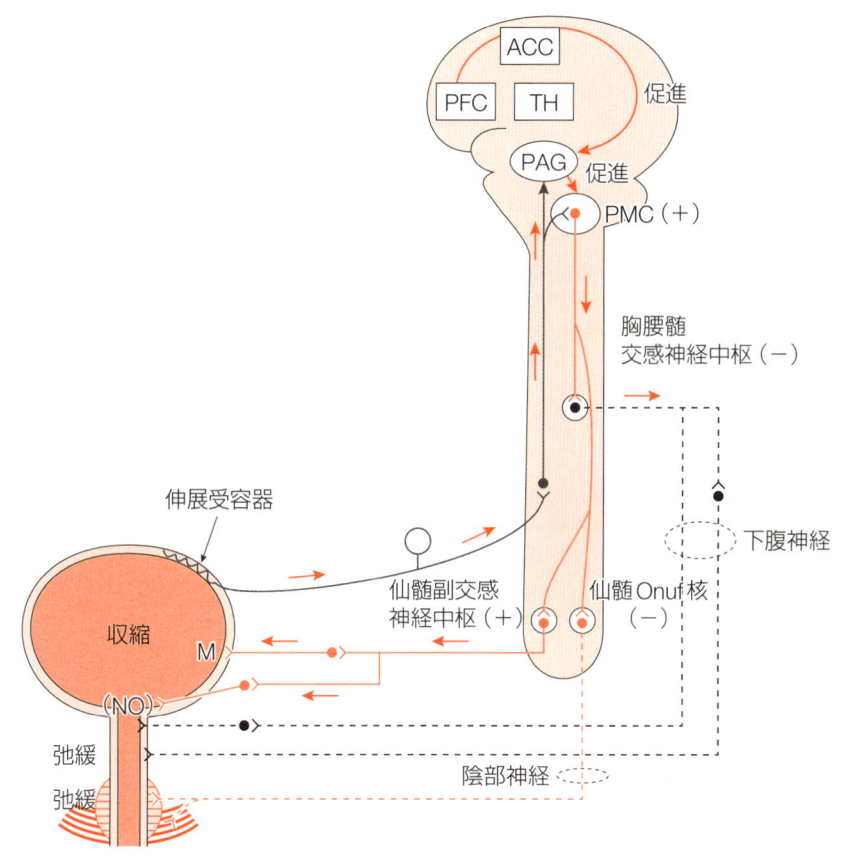

図1-6　排尿のメカニズム

コリン作動性神経から放出されるAchによってムスカリン受容体が活性化されると膀胱が収縮する。

ACC：前帯状回皮質　　PFC：前頭前野　　TH：視床
PAG：中脳水道周囲灰白質　　PMC：橋排尿中枢
M：膀胱のムスカリン受容体　　NO：一酸化窒素

Column 3 続き

入力され，排尿反射が作動すると考えられている（**図1-6**）。排尿反射によって，PMCからシグナルが脊髄を下降し，仙髄の副交感神経中枢（S2-4）を興奮させると同時に，交感神経中枢およびOnuf核を抑制する（**図1-6**）。この結果，膀胱収縮に伴って内外尿道括約筋が弛緩し，円滑な排尿が可能となる。なお，副交感神経の興奮は，一酸化窒素（NO）を放出し，尿道平滑筋に弛緩をもたらすことが知られている。

　以上の機序によって，膀胱にたまった尿は，完全に体外へ排出される。

参考文献

1) 本間之夫, 柿崎秀宏, 後藤百万 ほか; 排尿に関する疫学的研究委員会. 排尿に関する疫学的研究. 日排尿機能会誌 2003; 14: 266–77

2) Irwin DE, Milsom I, Hunskaar S et al. Population-based survey of urinary incontinence, overactive bladder, and other lower urinary tract symptoms in five countries: results of the EPIC study. *Eur Urol* 2006; 50: 1306–14

3) Digesu GA, Khullar V, Cardozo L, Salvatore S. Overactive bladder symptoms: do we need urodynamics? *Neurourol Urodyn* 2003; 22: 105–8

4) Abrams P, Cardozo L, Fall M et al; Standardisation Sub-committee of the International Continence Society. The standardisation of terminology of lower urinary tract function: report from the Standardisation Sub-committee of the International Continence Society. *Neurourol Urodyn* 2002; 21: 167–78

2 OABの症状をもっと知る

1. 尿意切迫感（urgency）

1）尿意切迫感とは

　尿意切迫感（urgency）という特殊な症状は，OAB と診断するための必須症状である。頻尿や尿失禁がどんなにひどくても，尿意切迫感がないと OAB ではない。それでは，尿意切迫感とはどのような症状であろうか。ICS によると，尿意切迫感とは「急に起こる，抑えられないような強い尿意で，我慢することが困難なもの」とされている。もう少し臨場感をこめて表現すると，直ちにトイレに行かないと漏らしてしまいそうな極めて強い尿意が急に起こるなら，それが尿意切迫感である。

　尿意切迫感は，いわゆる"尿意"と比較すると理解しやすくなる。正常なヒトは膀胱に尿がたまると尿意を感ずる。これは正常な膀胱知覚であり，蓄尿量が増えていくに従い尿意は徐々に増していく。膀胱が尿でいっぱいになると（例えば 400 mL 以上の蓄尿），尿意感はさらに強くなり最大尿意（maximum desire to void）となるが，たとえ尿意が最大になってもトイレに行って排尿するまでは我慢することができる。一方，病的な膀胱知覚である尿意切迫感は OAB の患者だけが体験する異次元の感覚で，ある程度の尿が膀胱にたまっていれば蓄尿量に関係なく，どの膀胱容量でも出現する（**図 2-1**）。尿意切迫感が起こると失禁を避けるため直ちにトイレへ行かざるを得ず，我慢できる時間はせいぜい 3〜4 分くらいである。

　OAB の患者はいつも尿意切迫感を感じて排尿しているのではない。尿意切迫感と排尿の関係は，排尿日誌によって調べることができる。排尿日誌とは，排尿のためトイレに行った時刻とその時の排尿量，尿意切迫感や尿失禁の発症イベント，それらが起こった時刻などを 24 時間にわたり記録したものである（**図 2-2**）。これによると，外来を受診する OAB 患者で

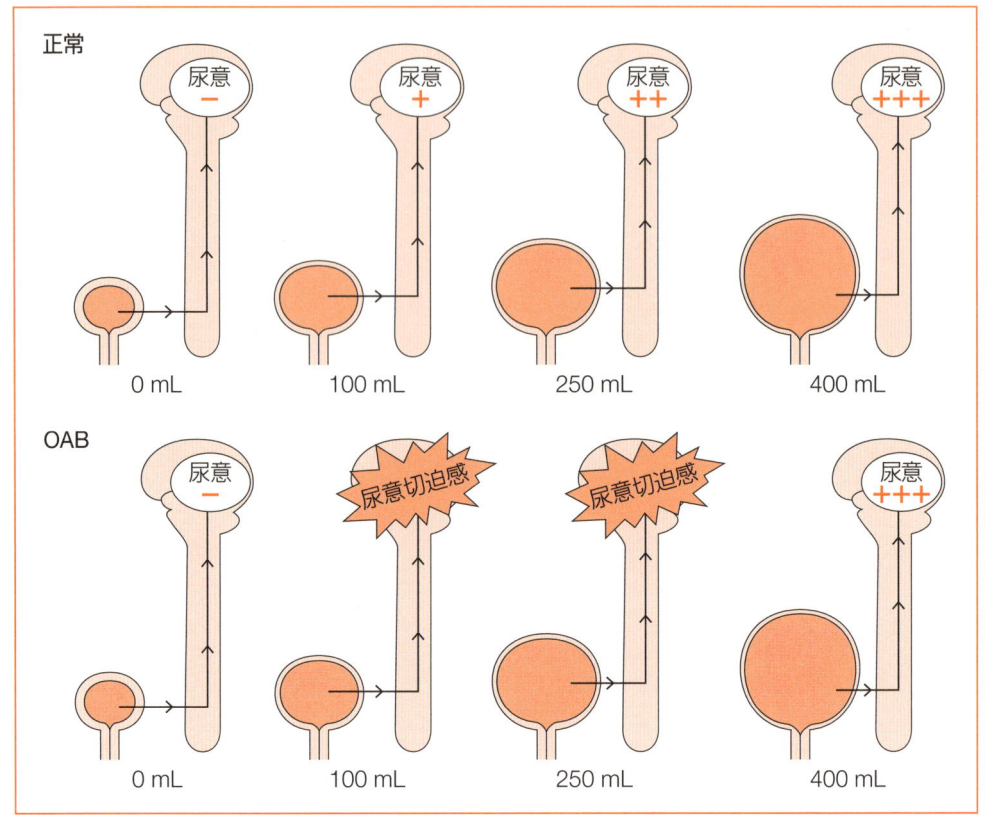

図 2-1　膀胱蓄尿量に関連づけた尿意と尿意切迫感

　は，尿意切迫感の発症回数はおおよそ 1 日に 2〜3 回くらいである。また，尿意切迫感が起こらない時は，通常の尿意を感じてトイレに行き排尿している。このように，OAB では尿意切迫感と正常尿意が共存しているのが特徴である（**図 2-2**）。

2) 尿意切迫感が起こるきっかけ

　尿意切迫感は予兆なしに突然起こることもあれば，何かがきっかけとなり誘発されることもある。例えば，水の流れる音が聞こえた時，あるいは歩行中にトイレの標識が目に入った時に，尿意切迫感が急に誘発されることがある。冷たい水に触れた時，手洗いをしている時にも尿意切迫感が出

時刻	イベント	排尿量（mL）
7:30	起床	
7:40	トイレ	320
9:10	トイレ	230
12:05	トイレ	360
12:30	失禁	
14:50	尿意切迫感	360
16:15	トイレ	200
18:15	トイレ	250
20:30	トイレ	215
22:30	トイレ	180
23:00	就寝	
1:30	トイレ	295

図 2-2　排尿日誌の記載例

現し失禁することがある。これが，いわゆる「手洗い尿失禁」である。

　私の友人である英国の某教授は OAB である。彼は尿意切迫感の現れ方を自らの体験として語ってくれた。それによると，パーティーから帰宅し自宅の玄関に着いた時に尿意切迫感を感ずることが最も多いという。パーティーの最中は適度の緊張があり何も起こらないが，自宅に着きこれでトイレに行けると安心した途端に尿意切迫感に見舞われると説明してくれた。このように，トイレにいつでも行ける状況が確認され排尿を抑える緊張から解放された時に尿意切迫感が誘発されるということであるから，尿意切迫感には情動的な側面（emotional aspect）のあることが示唆される。

■ 3）尿意切迫感の評価法

　尿意は "urge" で尿意切迫感は "urgency" であるが，英語として両者は同義語でありネイティブの人は urge と urgency を区別することが難しいとされている。そこで，ICS は urge のことを desire to void と呼ぶように推奨している。このような背景があるためか，欧米では尿意切迫感に関する論争

表 2-1　尿意切迫感スケール[4]

1 = 我慢できない
2 = トイレに行くまでは我慢できる
3 = トイレに行く前に今やっている仕事を終らせることができる

が多い。OAB の新しい定義が提案された当時，「尿意切迫感は普通の尿意と連続し，尿意が次第に強くなり極限に達したものが尿意切迫感である」と考える人が多かった[1]。しかし，今では，「尿意切迫感とは尿意とはまったく異なる病的な膀胱知覚である」という説が一般に受け入れられている[2]。

　それでは，尿意切迫感の重症度はどのように評価したらよいのであろうか。Cardozo は，尿意切迫感が起こってから失禁あるいは排尿に至るまでの時間（warning time: WT）によって，尿意切迫感を定量化することを提案した[3]。しかし，WT は括約筋が尿道を締める力に大きく影響されるので，尿意切迫感の強さを表す指標としては適切なものといえない。一方，より日常生活に即した評価法として，今やっていることを中断してトイレに行くまでにどれだけ時間的余裕があるかで尿意切迫感の強さを表す方法が提案された。しかし，尿意切迫感スケール（Urgency Scale）を例に挙げると，これは尿意切迫感を 3 段階に分けているものの，第 1 の「我慢できない」が尿意切迫感に該当し，第 2 から第 3 までは正常尿意の強さを表しているに過ぎない（**表 2-1**)[4]。

　このように，尿意切迫感自体の強さを評価することは意外に難しいことがわかる。ここで見方を変えて，尿意切迫感とはいつも同じインパクトをもって出現する病的な感覚であるとすると，尿意切迫感が多く発症するほど尿意切迫感という症状は重症になる。すなわち，尿意切迫感の重症度はその発症頻度によって評価することができる。実際，OAB 治療薬の臨床試験では，排尿日誌から尿意切迫感が 1 日に起こる回数を読み取り，それを尿意切迫感の重症度を表す指標としている。Homma らが開発した OAB 症状スコア（OABSS）でも，尿意切迫感の発症回数によって重症度判定を行っている[5]。

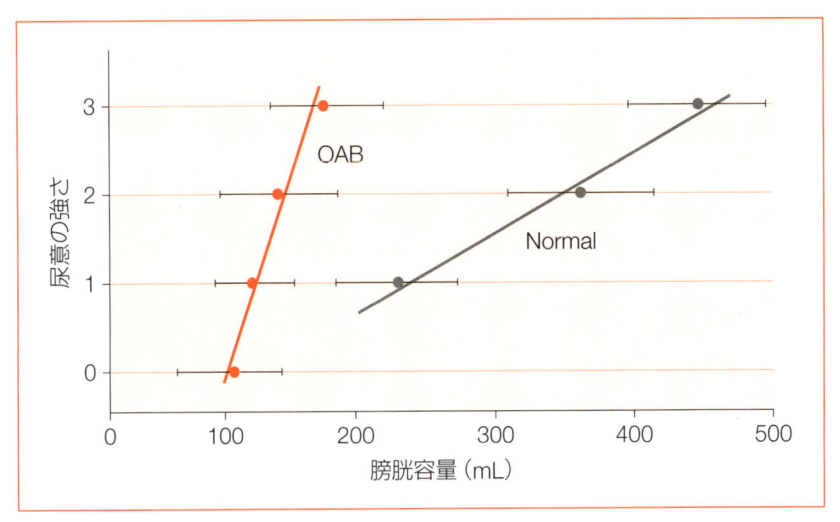

図 2-3　膀胱容量と尿意の強さ[6]

🔴 2. 頻尿

　OAB の必須症状は尿意切迫感であるが，頻尿もほとんどの OAB でみられる症状である。それでは，なぜ頻尿が OAB で発症するのかについて考えてみよう。欧米では，OAB における頻尿の発症をコーピング（coping）として捉える傾向がある。コーピングとは精神的苦痛や問題に対処する行動であるから，OAB の患者は切迫性尿失禁のような不快な症状を避けるため，膀胱に尿がたまる前に早めにトイレに行くようになるといわれている。しかし，OAB における頻尿の発症には，コーピングだけでなく，もう一つ別の病態が関係している。

　私たちがトイレに行くのは尿意を感ずるから行くのであり，OAB 患者が何度もトイレに行くのは尿意を健常者よりも強く感じているためかもしれない。そこで，尿意の強さを健常者と OAB 患者で比較した研究を紹介しよう。先述したように，尿意は膀胱に尿がたまるほど強くなるので，尿意が強いか弱いかを調べる時は，同じ膀胱容量で尿意を比較しなければならない。著者らの臨床研究によると，同一の膀胱容量における尿意は健常者よりも OAB 患者のほうで明らかに亢進していた（**図 2-3**）[6]。このよう

に，OABにおける頻尿の発症には，尿意の亢進も関与していることが明らかとなった。

● 3. 切迫性尿失禁

尿意切迫感のため我慢できずに尿を漏らしてしまうのが切迫性尿失禁である。切迫性尿失禁は尿意切迫感に続いて起こる膀胱の不随意収縮が原因であるが，切迫性尿失禁が起こるまでにはこれを阻止しようとする複雑な神経反射が関与している。ヒトは尿意切迫感を感ずると，反射的に尿道括約筋や骨盤底筋が収縮し尿道を締め失禁を防止しようとする。尿道括約筋の収縮力は加齢に伴って弱くなるので，高齢者のOABには切迫性尿失禁が多い。

また，尿道括約筋や骨盤底筋の収縮が膀胱活動を抑制する反射経路もあるので，これらの筋の収縮によって膀胱不随意収縮が抑えられる。これを応用したのが，OABの行動療法の一つである膀胱訓練である。膀胱訓練では，尿意切迫感が起こると尿道括約筋と骨盤底筋を意識的に収縮させ，膀胱不随意収縮の発生を抑えている。

● 4. 夜間頻尿

夜間頻尿はOABの症状の一つであるが，夜間頻尿は夜間多尿でも発症する。著者の診療経験から，夜間頻尿全体の中でOABによって発症する夜間頻尿は約20%くらいで，大部分（約80%）は夜間多尿が原因になると考えている。

OABが原因の夜間頻尿は，多くの症例で抗コリン薬やβ_3受容体作動薬の投与によって改善する。一方，特に厄介なのはOABに夜間多尿が合併している場合で，抗コリン薬やβ_3受容体作動薬を投与しても夜間頻尿は治ってくれない。このような症例は高齢者に多くなるので，OABの治療に奏効しない夜間頻尿が続く場合，排尿日誌によって夜間多尿を確認した上でその対策を立てることが必要である。

参考文献

1） Blaivas JG. Overactive bladder and the definition of urgency. *Neurourol Urodyn* 2007; 26: 757–8

2） Chapple CR, Artibani W, Cardozo LD et al. The role of urinary urgency and its measurement in the overactive bladder symptom syndrome current concepts and future prospects. *BJU Int* 2005; 95: 335–40

3） Cardozo L, Dixon A. Increased warning time with darifenacin: a new concept in the management of urinary urgency. *J Urol* 2005; 173: 1214–8

4） Freeman R, Hill S, Millard R et al; Tolterodine Study Group. Reduced perception of urgency in treatment of overactive bladder with extended-release tolterodine. *Obstet Gynecol* 2003; 102: 605–11

5） Homma Y, Yoshida M, Seki N et al. Symptom assessment tool for overactive bladder syndrome — overactive bladder symptom score. *Urology* 2006; 68: 318–23

6） Yamaguchi O, Honda K, Nomiya M et al. Defining overactive bladder as hypersensitivity. *Neurourol Urodyn* 2007; 26 (6 Suppl): 904–7

3 膀胱知覚とは

　膀胱に尿がたまると尿意や膀胱充満感を感ずる。尿意や膀胱充満感は膀胱知覚（bladder sensation）と呼ばれ，膀胱に尿がたまっていく過程で発生する生理的な感覚である。尿意は膀胱にたまる量が多くなるほど強くなるので，蓄尿の程度を伝える大切な感覚である。ヒトが尿意を感ずるのは，蓄尿に伴う膀胱壁の伸展が知覚神経（求心性神経）を活性化し，その活動電位が電気信号として脳に送られるからである。最近の説によると，膀胱壁の伸展に加えて，尿路上皮から放出される伝達物質や膀胱壁局所の自発収縮も知覚神経を活性化し，膀胱知覚の発生に寄与するといわれている。

　一方，同じ膀胱知覚でも OAB で発症する尿意切迫感は，明らかに病的な膀胱知覚（pathological bladder sensation）である。尿意切迫感を必須症状とする OAB を理解する上で，正常時における膀胱知覚の仕組みを知ることは重要である。このセクションでは，生理的な膀胱知覚を発生させる最初のステップとして，膀胱知覚神経の活性化機構について解説する。

1. 膀胱壁の伸展を感知する知覚神経

　膀胱に尿がたまっていく蓄尿時には膀胱が膨らむので膀胱壁は伸展される。この膀胱伸展を伝える知覚神経（求心性神経）には，伝導速度の速い有髄 Aδ 線維と伝導速度の遅い無髄 C 線維神経の 2 種類がある。Aδ 線維は主に膀胱筋層に分布し，C 線維は膀胱粘膜を中心に分布する（**図 3-1**）。

　そこで，知覚神経がどのようにして膀胱伸展を感知するかであるが，Aδ 線維の膀胱側終末はメカノセンサー（機械受容器）になっているので，Aδ 線維自体が膀胱伸展を感知することができる。メカノセンサーによって感知された伸展情報は Aδ 線維を通じて脳に送られ，尿意や膀胱充満感のような膀胱知覚が認知されるのである（**図 3-2**）。また，膀胱筋層に分

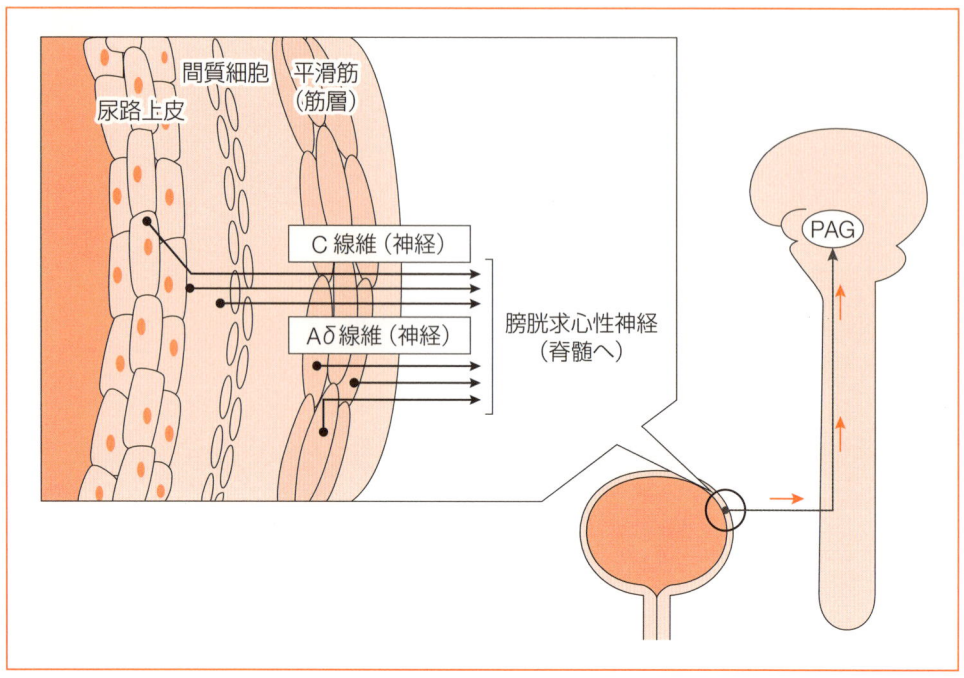

図 3-1　膀胱知覚神経
PAG：中脳水道周囲灰白質

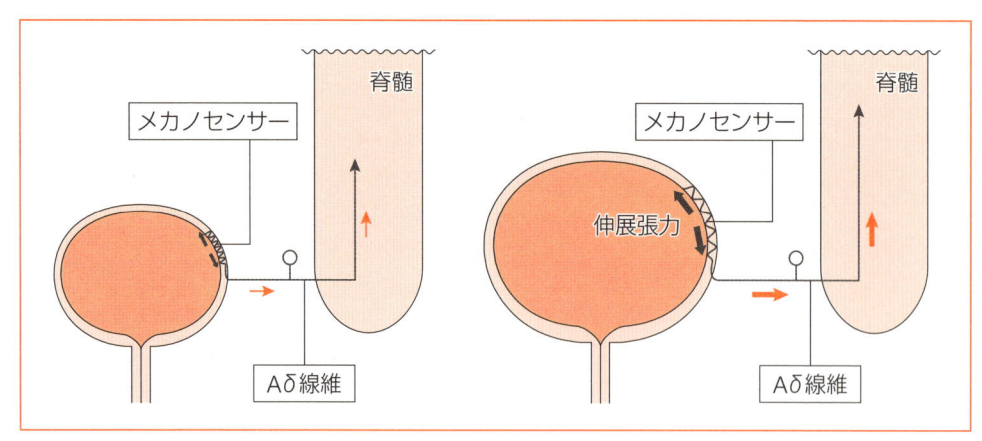

図 3-2　メカノセンサーによる膀胱伸展の感知
膀胱求心性神経（Aδ線維）の末端はメカノセンサーとなり，蓄尿に伴う膀胱壁の伸展に応じて発生する伸展張力を感知し，膀胱蓄尿の程度を中枢へ伝え，脳ではこれを尿意として感知する。

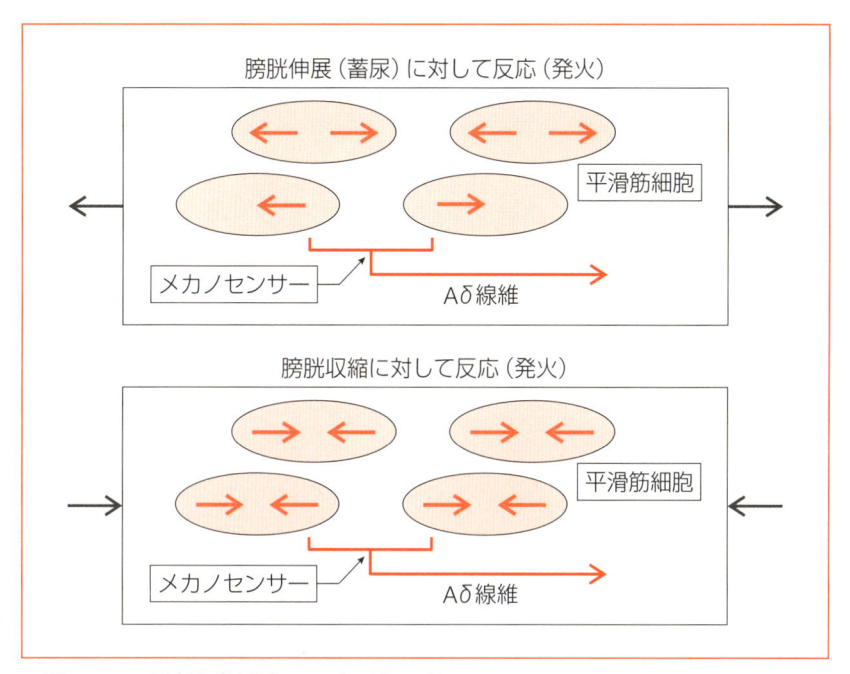

図 3-3　Aδ 線維（神経）のメカノセンサー

布する Aδ 線維終末のメカノセンサーは平滑筋細胞と直列に配列されている。したがって，Aδ 線維は蓄尿に伴う伸展のみならず排尿筋局所の収縮にも反応し知覚情報を中枢へ伝えることができる（**図 3-3**）。

　一方，C 線維については，通常は生理的な膀胱伸展には反応せず，化学物質などによる侵害刺激にのみ反応するとされてきた。しかし，C 線維の活動は蓄尿に伴って尿路上皮から放出される伝達物質の影響を受けるので，C 線維も間接的に膀胱伸展を感知し正常時の膀胱知覚にかかわりをもつ。なお，後述する transient receptor potential（TRP）チャネルは機械的伸展を感知できるので，TRP チャネルを有する C 線維も膀胱壁の伸展に反応し，伸展情報を中枢へ送ることができる。

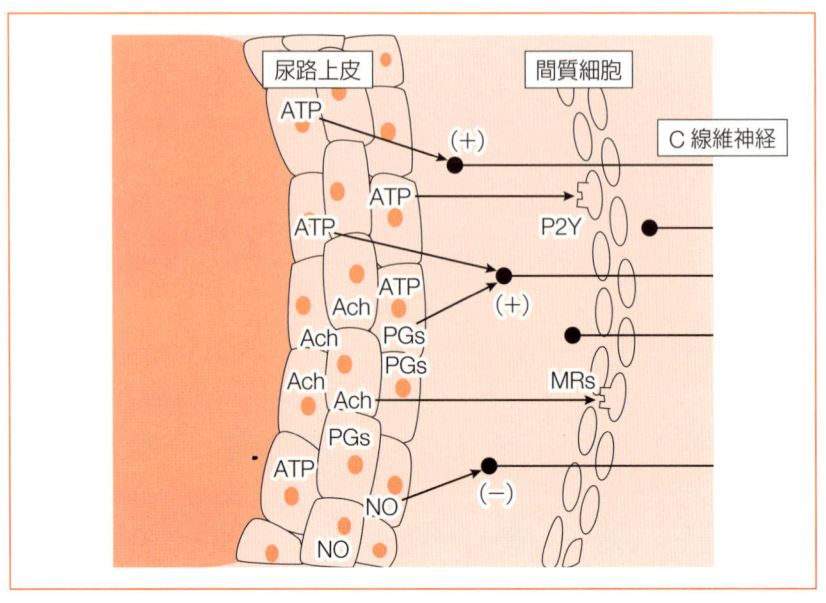

図 3-4　尿路上皮シグナル伝達システム
　ATP：アデノシン三リン酸　　　Ach：アセチルコリン
　PGs：プロスタグランジン　　　NO：一酸化窒素
　P2Y：プリン受容体　　　　MRs：ムスカリン受容体（M_2, M_3）

2. 尿路上皮と膀胱知覚

1）尿路上皮から放出される伝達物質

　尿が接する膀胱内腔を覆う尿路上皮は，膀胱壁内に尿を浸透させないバリアー（barrier）の働きをしている。ところが，このバリアー機能に加えて，尿路上皮には膀胱壁の伸展や尿中化学物質による刺激に反応し知覚神経の活動を調節する機構が備わっているというから驚きである。

　ここ 20 年間の研究により，尿路上皮の有する複雑な知覚神経調節ネットワーク機構が次第に明らかになってきた。それによると，尿路上皮細胞が機械的伸展や化学的刺激を受けると，アデノシン三リン酸（ATP），アセチルコリン（Ach），プロスタグランジン（PG），一酸化窒素（NO）などの伝達物質を放出するという（**図 3-4**）。これらの伝達物質は，尿路上皮下の知覚神経（C 線維）に促進的あるいは抑制的に作用することで，求心性

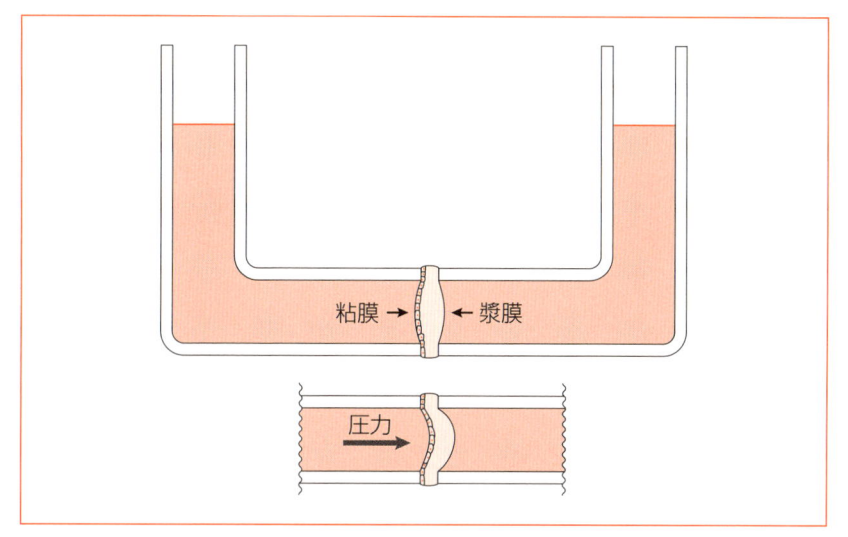

図3-5　Ussing chamber
蓄尿に伴う膀胱の拡張と同じように，chamber 内に静止圧をかけると
漿膜側の ATP 濃度が上昇するので，尿路上皮から膀胱壁内へ向かって
ATP が放出される。（文献2）を参考にして作成）

神経の活動を調節することができる。膀胱伸展に応じて尿路上皮から放出
される伝達物質の中でも，ATP と Ach は正常時および疾患時における膀
胱知覚神経の活性化に中心的役割をもつ。

2）ATP シグナル

a）尿路上皮伸展により放出される ATP

　ATP が膀胱知覚を仲介するメディエーターであるというアイデアは，
カエルの皮膚知覚の研究から生まれたといわれている。分野が異なっても
研究というものはどこかで繋がっているから面白い。今から約 22 年前に，
カエルの足の皮膚を軽くタッチすると皮膚上皮から ATP が放出され知覚
神経が興奮することが観察された[1]。これに着想を得て，Ferguson らはウ
サギから摘出した膀胱の切片を Ussing chamber に取り付け（**図 3-5**），3〜
5 cmH$_2$O の低い静止圧をかけると漿膜側の ATP 濃度が上昇するので，尿
路上皮から漿膜側へ向かって ATP が放出されていることを示唆した[2]。

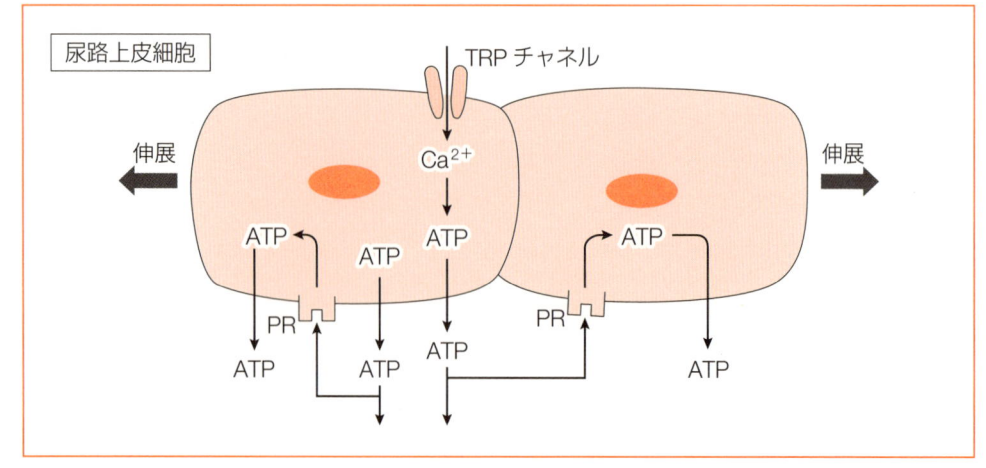

図 3-6　尿路上皮伸展による ATP の放出
PR：プリン受容体（P2X, P2Y）

　このような研究の蓄積から，今では，蓄尿期の膀胱拡張に伴い尿路上皮が伸展されると，尿路上皮から ATP が放出されることは定説になっている。
　尿路上皮伸展に応答して起こる ATP の放出には，小胞開口分泌（vesicular exocytosis），ATP 結合カセットトランスポーター，マキシアニオンチャネル（maxi-anion channel）および TRP チャネルなどが関与する[3]。また，尿路上皮にはプリン受容体（P2X と P2Y）が発現しているので，いったん放出された ATP はオートクリンやパラクリン様式でプリン受容体（主に P2Y）を活性化し，伸展誘発性 ATP 放出をさらに促進する[3,4]（**図 3-6**）。

b）ATP による知覚神経の活性化

　知覚神経（C 線維）終末には ATP の受容体（プリン受容体 P2X）が発現している。伸展刺激によって尿路上皮から放出された ATP は，これらの受容体を介して知覚神経に興奮性反応を引き起こすことができる（**図 3-7**）。実際，3 つのプリン受容体（P2X$_3$, P2X$_2$, P2X$_{2/3}$）のノックアウトマウスでは，ATP によって知覚神経が十分活性化されないため求心性入力が減少し，排尿反射の出現が著しく遅れること（bladder hyporeflexia）が観察されている[5]。

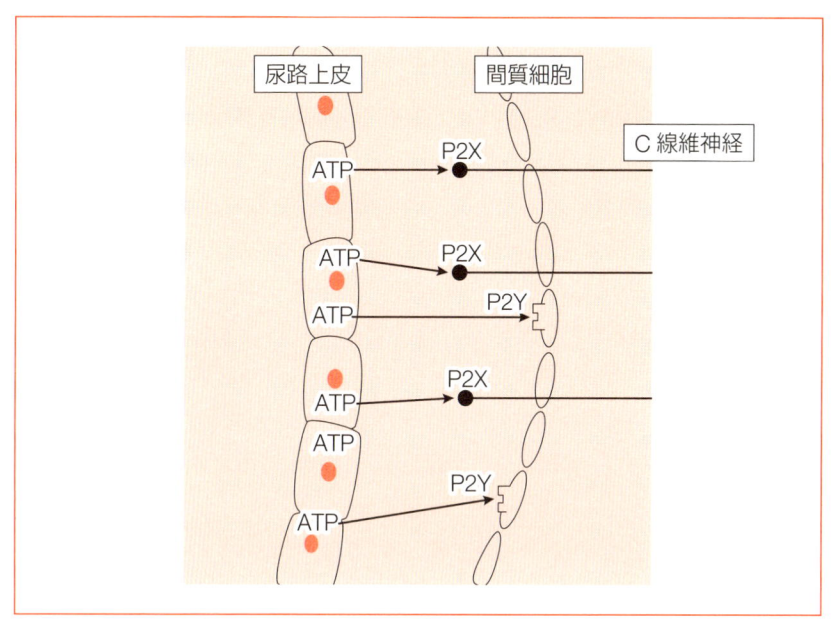

図 3-7　ATP による C 線維神経の活性化

　尿路上皮直下には，ギャップ結合タンパク質（Cx43）で連結された間質細胞の層が形成されている[6]。間質細胞に発現している ATP の受容体（P2Y）が尿路上皮から放出された ATP によって活性化されると，脱分極を伴う Ca^{2+} の細胞内移行が起こり，これがギャップ結合を通じて間質細胞全体に拡がる[7]。無髄知覚神経（C 線維）は間質細胞のすぐ傍に分布するので，ATP が誘発する間質細胞の電気的興奮は知覚神経の活動に大きな影響を与えることができる。これに関する仮説として，間質細胞は尿路上皮からの ATP 信号を増幅して知覚神経へ伝えているといわれている[6]（**図 3-7**）。

c）TRP チャネルによる ATP 放出

　TRP チャネルは，化学物質による刺激，温度刺激，伸展のような機械的刺激などの多様な環境変化を感知する膜タンパク質であり，これらの刺激に TRP チャネルが応答すると，主に Ca^{2+} が細胞内に流入し ATP が放出

される（**図 3-6**）。膀胱に存在する TRP チャネルには TRPV1，TRPV2，TRPV4，TRPA1，TRPM8 などがある。これらの中でも，多くの研究が集中しているのは TRPV1 と TRPV4 である（***Column 4*** 参照）。

TRPV1 は尿路上皮と求心性神経終末に発現している。尿路上皮の TRPV1 に関する研究によると[8]，マウス膀胱切片を Ussing chamber ではさみ静止圧をかけると粘膜側から ATP が放出されるが，TRPV1 ノックアウトマウスから摘出した膀胱では ATP の放出が著明に減少するという。一方，TRPV4 は尿路上皮細胞間の接着結合部位に発現しているので，膀胱壁伸展の影響を受けやすいといわれている[9]。マウス膀胱から分離した初代培養尿路上皮細胞に機械的伸展刺激を加えると細胞内への Ca^{2+} 流入に伴い ATP が放出されるが，この反応は TRPV4 欠損マウスの尿路上皮細胞では抑制されることが示されている[10]。

なお，尿路上皮の TRP チャネルについては，TRPV1 の発現を疑問視する研究があり，尿路上皮に発現し伸展に応じて ATP を放出するのは

▌*Column 4*▐

膀胱における TRP チャネルの発現

TRP チャネルというと何か難解のものが連想されるが，これを標的とした治療が古くから行われてきた。例えば，膀胱尿路上皮や知覚神経末端に発現している TRP チャネルは，低温から高温まで温度感受性受容体でもある。ひと昔前，冷水試験（ice water test）といって，膀胱に冷水を注入し排尿筋過活動が仙髄より上位の障害によるものかを診断する検査が行われていた。今になって，この検査は「膀胱の求心性神経に低温刺激に応答する TRPA1 や TRPM8 が発現している」ことを利用していたことが理解できる。

また，TRPV の V はバニロイドの略で，TRPV はカプサイシンおよびレジニフェラトキシン（RTX）に応答するバニロイド受容体のことである。排尿筋過活動の治療に用いられるカプサイシンや RTX の膀胱注入は，求心性神経終末に発現する TRPV チャネルを介する C 線維神経の脱感作（desensitization）を目的としたものである。

TRPV4 であるといわれている[3,9]。このように，尿路上皮細胞に発現して
いる TRP チャネルはメカノセンサーの機能をもち，蓄尿期における膀胱
伸展を感知し伝達物質の ATP を放出している（*Column 5* 参照）。

3) Ach シグナル

a) 尿路上皮から放出される Ach

　Ach はコリン作動性神経から放出される神経伝達物質である。ところ
が，非神経組織である尿路上皮からも Ach が放出されているのである。
実際，尿路上皮には Ach 合成酵素のコリンアセチルトランスフェラーゼ
（ChAT）やカルニチンアセチルトランスフェラーゼ（CarAT）などがあり，
Ach の合成が活発に行われていることが示唆される[11-13]。

Column 5

TRP チャネルと正常膀胱知覚

　ここで，議論を呼んでいるのは，TRP チャネルが「正常時の膀胱知
覚の発生に関与しているのか」というテーマである。TRPV1 や
TRPV4 欠損マウスの排尿動態を検討した研究では，求心性神経の活
動が減弱するため排尿反射の出現間隔が延長するという結果が報告さ
れている[10,26]。したがって，少なくともマウスにおいては，尿路上皮
や知覚神経末端に発現する TRPV1 と TRPV4 は，蓄尿期の膀胱伸展
を感知し膀胱知覚情報を中枢へ伝達しているといえそうである。

　ところが，マウスのような小動物の排尿動態を正確に記録する方法
が開発されると，TRPV1 と TRPV4 についてはまったく反対の見解が
出ている。この方法を用いて TRPV1 および TRPV4 ノックアウトマ
ウスの排尿動態を検証した研究では，排尿反射の出現頻度は正常マウ
スと同じであったという[27]。さらに，$P2X_3$ と $P2X_2$ 受容体の 2 重欠
損マウスでも，排尿反射の出現頻度に変化は観察されていない[28]。
これらの研究から示唆されることは，膀胱知覚の発生に関与するのは
TRPV1 と TRPV4 チャネルだけではないということである[29]。

　むしろ，TRP チャネルと ATP シグナルは，正常時の膀胱知覚より
も病的膀胱知覚（OAB）の発症にかかわりをもつ。

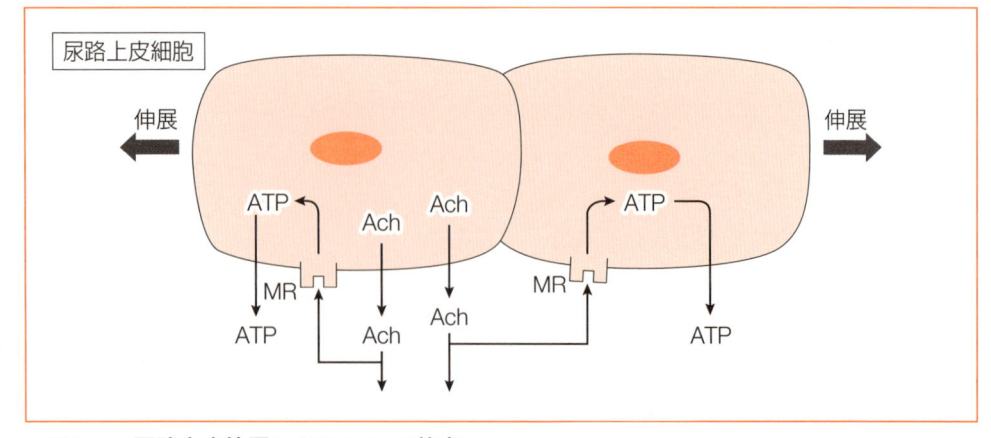

図 3-8　尿路上皮伸展による Ach の放出
MR：ムスカリン受容体（M_2, M_3）

ヒト膀胱の尿路上皮から Ach が放出されることは，Yoshida らのマイクロダイアリシスを用いた研究によって示された[11]。これによると，膀胱の全層切片を伸展させると切片を灌流する透析液中に Ach が検出されるが，尿路上皮を含む粘膜層を除去した切片では，伸展を加えても Ach の検出量が著しく減少するという。このような実験から，ヒト膀胱では，尿路上皮が Ach の放出源の一つであることが明らかにされた。

b）Ach による知覚神経の活性化

Ach の受容体であるムスカリン受容体は，尿路上皮，尿路上皮下の間質細胞および排尿筋に発現している[14-16]。それでは，尿路上皮から放出された Ach は，どのような機序で膀胱知覚神経を活性化するのであろうか。Birder らによると，ヒト膀胱から採取した尿路上皮細胞に Ach を与えると，細胞質内 Ca^{2+} 上昇を伴って ATP が放出されるという[17]。この ATP 放出は抗コリン薬であるアトロピンで抑制されるので，Ach は尿路上皮細胞のムスカリン受容体を刺激し，ATP を放出していることになる（**図 3-8**）。Sui らによると，尿路上皮に発現しているムスカリン受容体サブタイプの中で，M_2 受容体が Ach による ATP 放出に関与するという[18]。このように，Ach はオートクリンおよびパラクリン様式で尿路上皮から ATP を放出し，

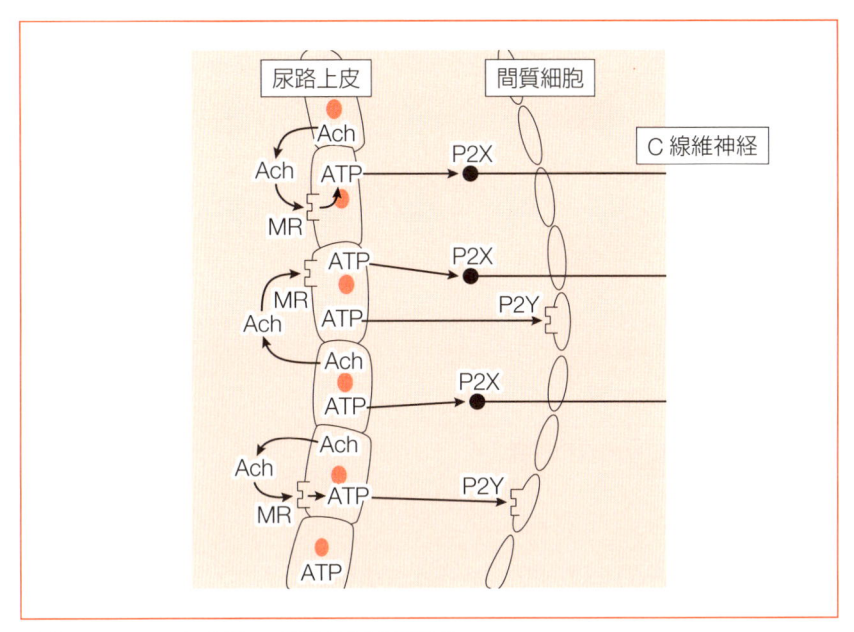

図 3-9　Ach による C 線維神経の活性化

間接的に膀胱知覚神経（C 線維）を活性化すると考えられている（**図 3-9**）。
　尿路上皮から放出された Ach が作用する別の部位は，ムスカリン受容
体が発現している間質細胞である。しかし，コリン作動薬を間質細胞に与
えても細胞内 Ca^{2+} の上昇がみられないので，Ach が間質細胞にどのよう
な作用を及ぼすかは不明である[19]。一方で，尿路上皮のムスカリン受容体
活性化は，ATP 放出を介し膀胱局所の自発収縮を促進し知覚神経（Aδ 線
維）を活性化する可能性もあるが[20]，その詳細はまだ明らかになっていな
い。また，尿路上皮から放出された Ach が排尿筋のムスカリン受容体を
活性化するのかについては，Ach の大部分が排尿筋に到達するまでにコリ
ンエステラーゼなどにより分解されてしまうので，排尿筋への影響はほと
んどないとされている。その他，コリン作動性神経から漏出した Ach も
排尿筋局所に収縮を起こし，知覚神経（Aδ 線維）を活性化する可能性も
あるといわれている。Ach による知覚神経活性化機構については，第 4 章
p.41 と第 6 章 p.73 で詳しく述べる。

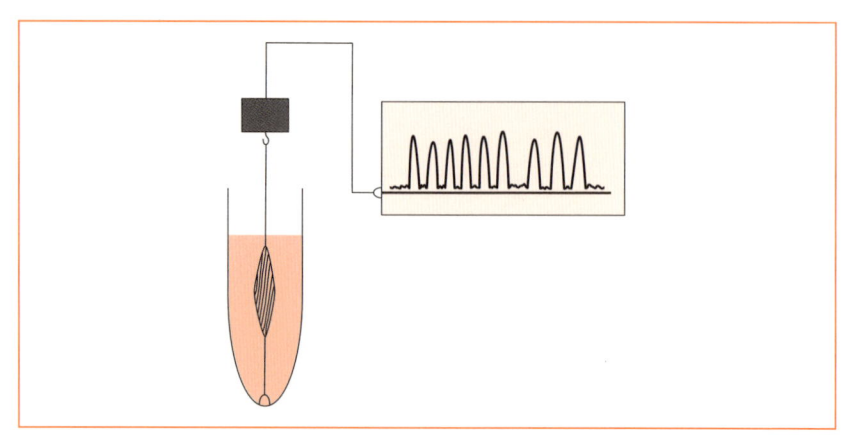

図 3-10　膀胱切片の自発収縮

3. 膀胱局所の自発収縮と膀胱知覚

　膀胱から切除した切片を栄養液の入ったオルガンバスの中に吊るし張力を記録すると，律動的な収縮運動が現れる（**図 3-10**）。これは自発収縮（spontaneous contraction）または自律性収縮（autonomous contraction）と呼ばれ，膀胱平滑筋に固有の性質であるとされてきた。

　最近，この自発収縮は，膀胱平滑筋（排尿筋）ではなく膀胱粘膜に由来することが注目されている[20-22]。膀胱全層切片を粘膜と排尿筋に分離しそれぞれオルガンバス内に吊るすと，粘膜切片が著明な自発収縮を示すのに対し，排尿筋切片では自発収縮が消失するか，出現しても頻度が遅くきわめて弱い（**図 3-11**）。したがって，粘膜の自発収縮が排尿筋に自発収縮を引き起こすため，粘膜が付いた全層切片の自発収縮運動が可能になるのである。自発収縮を起動するペースメーカー細胞は，粘膜固有層内の間質細胞（interstitial cell）であるといわれている[23]（**Column 6** 参照）。また，間質細胞には ATP の受容体（P2Y）が発現しているので[24]，自発収縮は尿路上皮から放出される ATP によって調節を受けている[20]。

　生体内にある膀胱では，自発収縮は膀胱の局所に微小収縮運動（マイクロモーション）として現れるだけで，膀胱全体に波及することはない。これは，排尿筋の自発収縮が，交感神経の働きでβ_3受容体を介して抑制さ

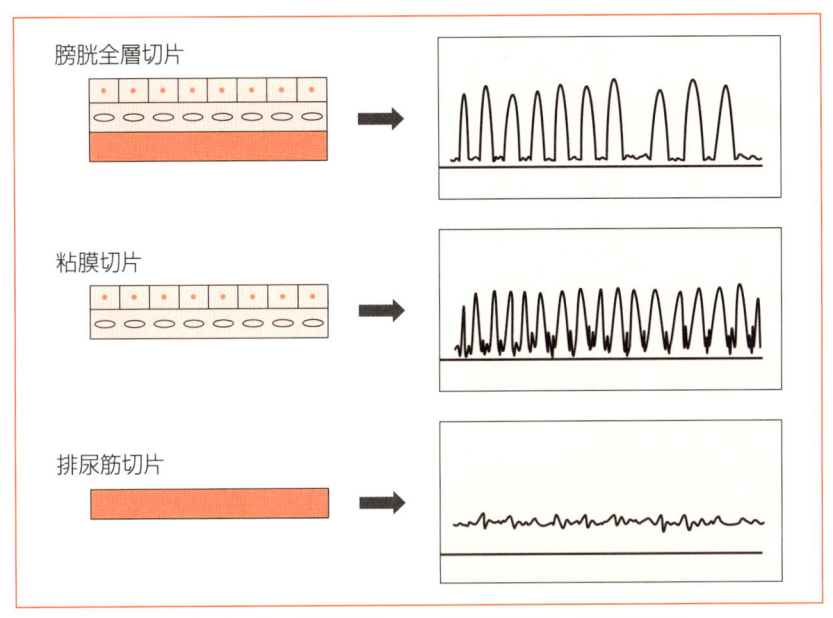

図 3-11　膀胱全層切片，粘膜切片および排尿筋切片の自発収縮

れているためである。ラットのような動物で膀胱内圧を全身麻酔下で記録すると，交感神経の活動が麻酔によって抑えられるので，排尿筋の自発収縮を膀胱内圧のリズミカルな微小変動として観察することができる。

　先述したように，Aδ線維は膀胱伸展だけでなく局所収縮にも応答するので，膀胱の局所で起こる自発収縮により繰り返し活性化され，求心性信号を常時中枢へ送っている。これは「afferent noise」と呼ばれ，膀胱知覚の発生に寄与するといわれている[25]。

参考文献

1） Nakamura F, Strittmatter SM. P2Y1 purinergic receptors in sensory neurons: contribution to touch-induced impulse generation. *Proc Natl Acad Sci USA* 1996; 93: 10465－70
2） Ferguson DR, Kennedy I, Burton TJ. ATP is released from rabbit urinary bladder epithelial cells by hydrostatic pressure changes—a possible sensory mechanism? *J Physiol* 1997; 505: 503－11
3） Birder L, Andersson KE. Urothelial signaling. *Physiol Rev* 2013; 93: 653－80
4） Chopra B, Gever J, Barrick SR et al. Expression and function of rat urothelial P2Y

■ *Column 6* ■

自発収縮のペースメーカーはどこにあるのか

　膀胱平滑筋に固有の性質と思われていた自発収縮は，平滑筋ではなく膀胱粘膜から発せられることが明らかにされている。ところで，粘膜の自発収縮を引き起こすペースメーカー細胞であるが，尿路上皮下の粘膜固有層にある間質細胞がペースメーカーと考えられている。間質細胞は，心臓のペースメーカー細胞のように，脱分極を自動的に繰り返す pacemaker potential を有する [30]。さらに，尿路上皮下の間質細胞はギャップ結合（Cx43）で互いに連結されているので，個々の細胞の自発性活動が間質細胞全体に波及することで，機能的合胞体（functional syncytium）として働くことができる。一方，間質細胞と排尿筋の間には距離があり，ペースメーカーである間質細胞の電気的活動がどのように排尿筋まで伝わり自発収縮を起こすのかは，まだ明らかにされていない（**図 3-12**）。

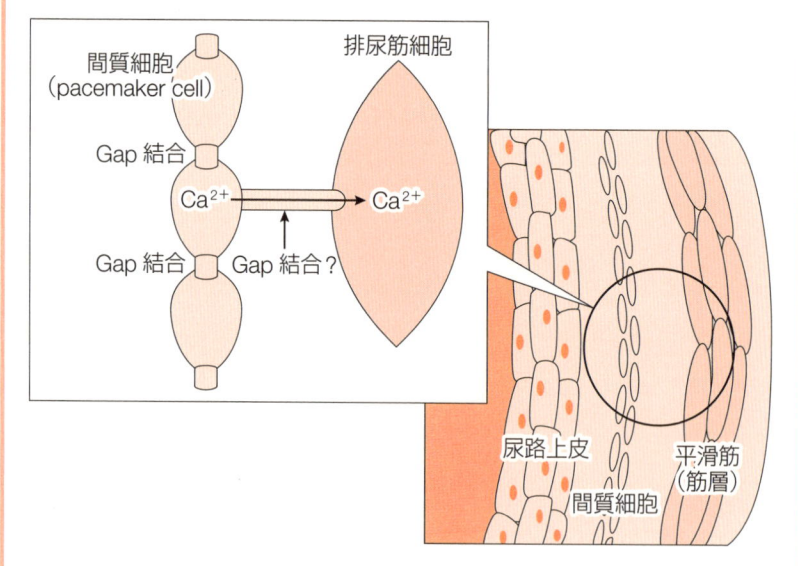

図 3-12　間質細胞が駆動する排尿筋の自発収縮
　ペースメーカー細胞（pacemaker cell）である間質細胞から排尿筋を駆動する経路（Gap 結合 ?）はまだ明らかにされていない。

　一方，間質細胞は筋層（排尿筋）内にも存在する。筋層では，互い
に離れている筋束が，間質細胞を介してギャップ結合で結ばれている。
したがって，筋層における間質細胞の役割は，ある筋束の電気的興奮
を他の筋束に伝え，個々の筋束が協調して排尿筋全体の収縮を起こし
ている（**図3-13**）。

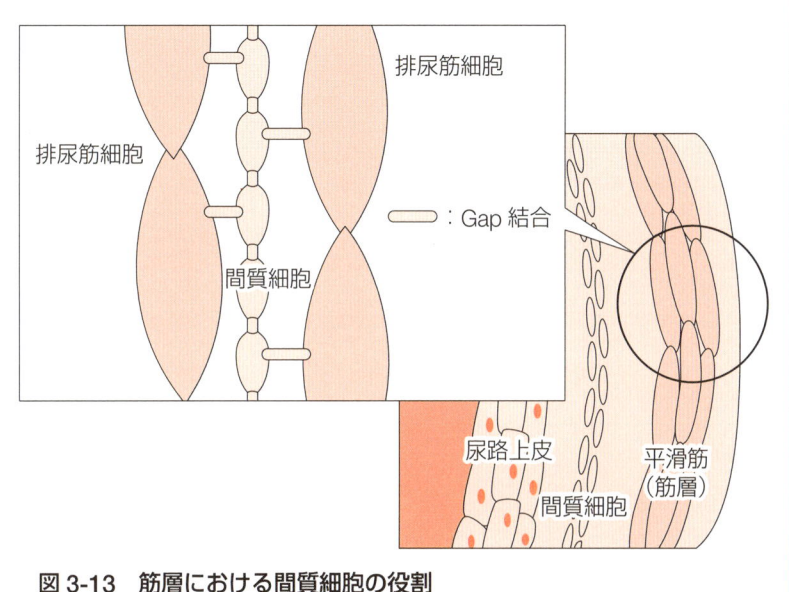

図3-13　筋層における間質細胞の役割

receptors. *Am J Physiol Renal Physiol* 2008; 294: F821–9

5）Cockayne DA, Hamilton SG, Zhu QM et al. Urinary bladder hyporeflexia and reduced pain-related behaviour in P2X$_3$-deficient mice. *Nature* 2000; 407: 1011–5

6）Fry CH, Sui GP, Kanai AJ, Wu C. The function of suburothelial myofibroblasts in the bladder. *Neurourol Urodyn* 2007; 26（6 Suppl）: 914–9

7）Wu C, Sui GP, Fry CH. Purinergic regulation of guinea pig suburothelial myofibroblasts. *J Physiol* 2004; 559: 231–43

8）Birder LA, Nakamura Y, Kiss S et al. Altered urinary bladder function in mice lacking the vanilloid receptor TRPV1. *Nat Neurosci* 2002; 5: 856–60

9）Yamada T, Ugawa S, Ueda T et al. Differential localizations of the transient receptor potential channels TRPV4 and TRPV1 in the mouse urinary bladder. *J Histochem Cytochem* 2009; 57: 277–87

10）Mochizuki T, Sokabe T, Araki I et al. The TRPV4 cation channel mediates stretchevoked Ca^{2+} influx and ATP release in primary urothelial cell cultures. *J Biol Chem* 2009; 284: 21257－64

11） Yoshida M, Inadome A, Maeda Y et al. Non-neuronal cholinergic system in human bladder urothelium. *Urology* 2006; 67: 425－30

12） Lips KS, Wunsch J, Zarghooni S et al. Acetylcholine and molecular components of its synthesis and release machinery in the urothelium. *Eur Urol* 2007; 51: 1042－53

13） Hanna-Mitchell AT, Beckel JM, Barbadora S et al. Non-neuronal acetylcholine and urinary bladder urothelium. *Life Sci* 2007; 80: 2298－302

14） Mansfield KJ, Liu L, Mitchelson FJ et al. Muscarinic receptor subtypes in human bladder detrusor and mucosa, studied by radioligand binding and quantitative competitive RT-PCR: changes in ageing. *Br J Pharmacol* 2005; 144: 1089－99

15） Tyagi S, Tyagi P, Van-le S et al. Qualitative and quantitative expression profile of muscarinic receptors in human urothelium and detrusor. *J Urol* 2006; 176: 1673－8

16） Mukerji G, Yiangou Y, Grogono J et al. Localization of M_2 and M_3 muscarinic receptors in human bladder disorders and their clinical correlations. *J Urol* 2006; 176: 367－73

17） Birder LA, Wolf-Johnston AS, Sun Y, Chai TC. Alteration in TRPV1 and muscarinic (M_3) receptor expression and function in idiopathic overactive bladder urothelial cells. *Acta Physiol* (*Oxf*) 2013; 207: 123－9

18） Sui G, Fry CH, Montgomery B et al. Purinergic and muscarinic modulation of ATP release from the urothelium and its paracrine actions. *Am J Physiol Renal Physiol* 2014; 306: F286－98

19） Wu C, Sui GP, Fry CH. Purinergic regulation of guinea pig suburothelial myofibroblasts. *J Physiol* 2004; 559: 231－43

20） Kushida N, Fry CH. On the origin of spontaneous activity in the bladder. *BJU Int* 2016; 117: 982－92

21） Sui GP, Wu C, Roosen A et al. Modulation of bladder myofibroblast activity: implications for bladder function. *Am J Physiol Renal Physiol* 2008; 295: F688－97

22） Moro C, Uchiyama J, Chess-Williams R. Urothelial/lamina propria spontaneous activity and the role of M_3 muscarinic receptors in mediating rate responses to stretch and carbachol. *Urology* 2011; 78: 1442.e9－15

23） Fry CH, Meng E, Young JS. The physiological function of lower urinary tract smooth muscle. *Auton Neurosci* 2010; 154: 3－13

24） Sui GP, Wu C, Fry CH. Characterization of the purinergic receptor subtype on guinea-pig suburothelial myofibroblasts. *BJU Int* 2006; 97: 1327－31

25） Gillespie JI, van Koeveringe GA, de Wachter SG, de Vente J. On the origins of the sensory output from the bladder: the concept of afferent noise. *BJU Int* 2009; 103: 1324－33

26） Gevaert T, Vriens J, Segal A et al. Deletion of the transient receptor potential cation channel TRPV4 impairs murine bladder voiding. *J Clin Invest* 2007; 117: 3453－62

27） Yoshiyama M, Mochizuki T, Nakagomi H et al. Functional roles of TRPV1 and TRPV4 in control of lower urinary tract activity: dual analysis of behavior and reflex during the micturition cycle. *Am J Physiol Renal Physiol* 2015; 308: F1128－34

28） Takezawa K, Kondo M, Kiuchi H et al. Authentic role of ATP signaling in micturition reflex. *Sci Rep* 2016; 6: 19585

29） Takezawa K, Kondo M, Nonomura N, Shimada S. Urothelial ATP signaling: what is its role in bladder sensation? *Neurourol Urodyn* 2017; 36: 966－72

30） Sui GP, Wu C, Fry CH. Electrical characteristics of suburothelial cells isolated from the human bladder. *J Urol* 2004; 171: 938－43

4 OABが発症する仕組みについて

　OABが発症する仕組みはかなり複雑でまだ十分解明されていない。膀胱知覚の視点からOABをみると，OABとは尿意切迫感や尿意亢進（頻尿）のように異常な膀胱知覚が現れる疾患である。このような病的膀胱知覚が発生することから，OAB患者の膀胱では膀胱知覚神経を過剰に刺激する事態が起こっていると想像できる。一方，脳が膀胱から送られてきた知覚情報をうまく処理できないこともOAB発症の脳内機序として注目されている。

　このセクションでは，「膀胱知覚神経の活性化」と「脳における膀胱知覚情報の処理」という2つの視点から，OAB発症のメカニズムを考察する。

1. 膀胱知覚神経の活動亢進

　OABの発症機序の一つと考えられている知覚神経の活動亢進には，現在，2つの説が提案されている。その一つは，尿路上皮から放出される伝達物質が関与するもので，尿路上皮原性機序（urotheliogenic mechanism）と呼ばれる。もう一つは，膀胱局所の微小収縮が知覚神経を活性化する筋原性機序（myogenic mechanism）である。これらのメカニズムは，互いに協調して知覚神経の活動を促進しOABが発症すると考えられている。

1）尿路上皮原性メカニズム

　膀胱に尿がたまっていく蓄尿期には，膀胱伸展に伴いATP, Ach, PGsおよびNOなどの伝達物質が尿路上皮から放出される。OABでは，これらの伝達物質の中でもATPの放出増加が，知覚神経（C線維）の活動亢進に中心的役割を果たすと考えられている。ATPの放出増加については，OAB患者の膀胱生検により採取した組織を用いた研究が散見される。こ

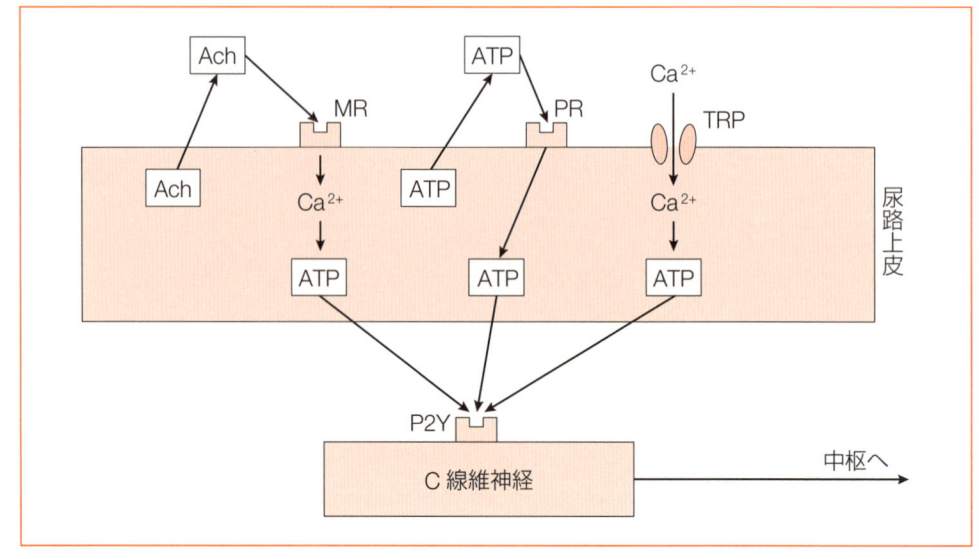

図 4-1　尿路上皮原性メカニズム
MR：ムスカリン受容体　　　PR：プリン受容体（P2X, P2Y）　　　TRP：TRP チャネル

れらの研究では，倫理規制の厳しい時代にもかかわらず，OAB 患者と健常者からも対照として膀胱組織を採取しており敬服に値する。

　Kumar らは，排尿筋過活動がある OAB 患者と症状がない対照患者の膀胱生検標本から尿路上皮を分離し，Krebs-Ringer 液の入ったオルガンバス中に吊るし，伸展を加えた時に尿路上皮から放出される ATP 量を測定した[1]。その結果は予想された通り，OAB 患者の尿路上皮が伸展に応じて放出した ATP 量は対照患者よりも増加していた。放出された ATP は尿路上皮の P2Y 受容体を活性化し，ATP の放出を更に促進することができる[2]（**図 4-1**）。一般に，膀胱伸展による ATP 放出には小胞開口放出，トランスポーター，種々の陰イオンチャネル，TRP チャネルおよび尿路上皮から放出される Ach などが関与するが，OAB に関連するものとしては TRP チャネルと Ach に関する研究がある[2]。

a）TRP チャネルの関与
　Birder らは，OAB 患者と対照患者の膀胱生検標本から尿路上皮細胞を

培養し TRPV1 タンパク質の発現を western blot で評価したところ，OAB
膀胱の尿路上皮では対照膀胱に比べて TRPV1 の発現量は有意に増加して
いた[3]。また，TRPV1 をカプサイシンで活性化した時の ATP 放出量は，
OAB 膀胱から分離した尿路上皮細胞で約 3 倍の増加を示した。

　TRPV4 チャネルについては，TRPV1 と同様に OAB の発症に関与する
ことが推定されるが，ヒト膀胱組織におけるエビデンスはまだ得られてい
ない。また，前立腺肥大による膀胱出口部閉塞（BOO）をもつ患者に膀胱
生検を行い，TRPA1 チャネルの発現を検討した研究がある[4]。これによる
と，閉塞膀胱では尿路上皮における TRPA1 の発現が，対照とした非閉塞
膀胱と比べて有意に上昇していたという。これは，TRPA1 が BOO による
2 次的な OAB の発症に関与する可能性を示唆している。

　以上の知見から，OAB 患者の膀胱では，TRPV チャネルの発現増加によ
り，尿路上皮から放出される ATP 量が増加していると思われる（図 4-1）。

b）Ach 放出で促進される ATP 放出

　先述したように，蓄尿期には尿路上皮の伸展に伴い，Ach が尿路上皮か
ら放出される。尿路上皮にはムスカリン受容体が発現しているので，細胞
外に放出された Ach がオートクリン・パラクリン様式で尿路上皮のムス
カリン受容体を活性化すると，尿路上皮細胞内の Ca^{2+} が上昇し ATP が放
出される[3]。このように，尿路上皮から放出された Ach は 2 次的に尿路上
皮から ATP を放出することができる。

　OAB の有病率は加齢に伴って上昇するが，Yoshida らによると尿路上皮
から放出される Ach 量は，高齢者ほど多くなるという[5]。Ach の放出量が
増えると，尿路上皮のムスカリン受容体を介して尿路上皮から放出される
ATP 量も増加するので，これが C 線維知覚神経を過剰に刺激することに
なる（図 4-1）。

2）筋原性メカニズム

　尿意切迫感のような病的な膀胱知覚は，腸管に起源をもつ内臓痛に似て
いるところがある。腸管は切っても焼いても痛みを感じないが，強い蠕動
収縮によって鋭い内臓痛（腹痛）が発生するという。膀胱に話を戻すと，

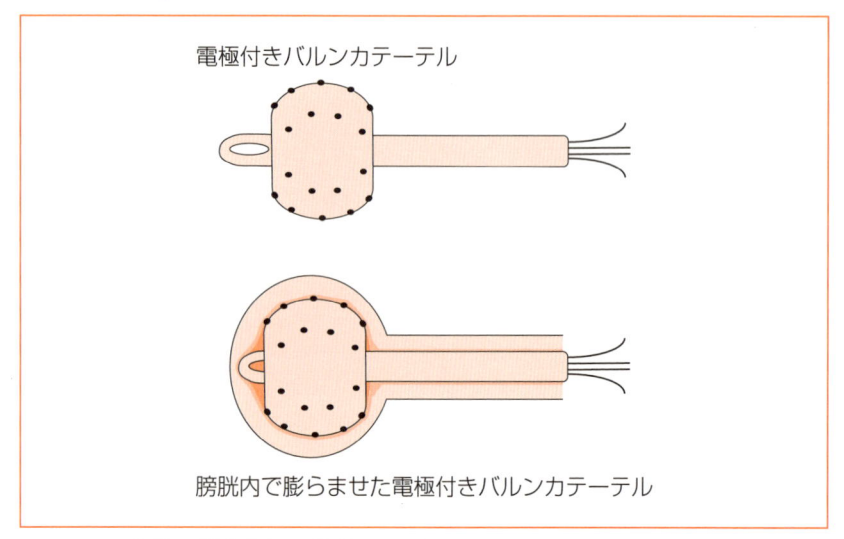

図 4-2　多数の微小電極を装着したバルンカテーテル
（文献6) を参考にして作成）

　膀胱の活動が抑制される蓄尿期においても，膀胱の局所では微小な自発収縮運動が起こっている。

　Aδ 線維を中心に知覚神経末端のメカノセンサーは，蓄尿時のゆっくりとした膀胱伸展よりも速い局所収縮に対してより敏感に反応することができる。OAB 発症の筋原説では，膀胱局所に起こる自発収縮の亢進が知覚神経を活性化することで，尿意切迫感や尿意亢進のような病的膀胱知覚が発生するとされている。

a) 自発収縮運動と尿意切迫感

　膀胱壁の局所に起こる自発収縮運動は，OAB の発症に重要な役割を担うといわれている。膀胱局所の自発収縮運動はマイクロモーションとも呼ばれているが，Drake らはバルンカテーテルのバルンに電極を埋め込んだ特殊な装置を用いて（**図 4-2**），女性 OAB 患者と OAB 症状がない女性ボランティアで，膀胱のマイクロモーションを調べた6)。その結果，正常ボランティアの膀胱と比較し，OAB の膀胱ではマイクロモーションの発生頻度が増え，その持続時間も長くなるということであった。注目すべきこ

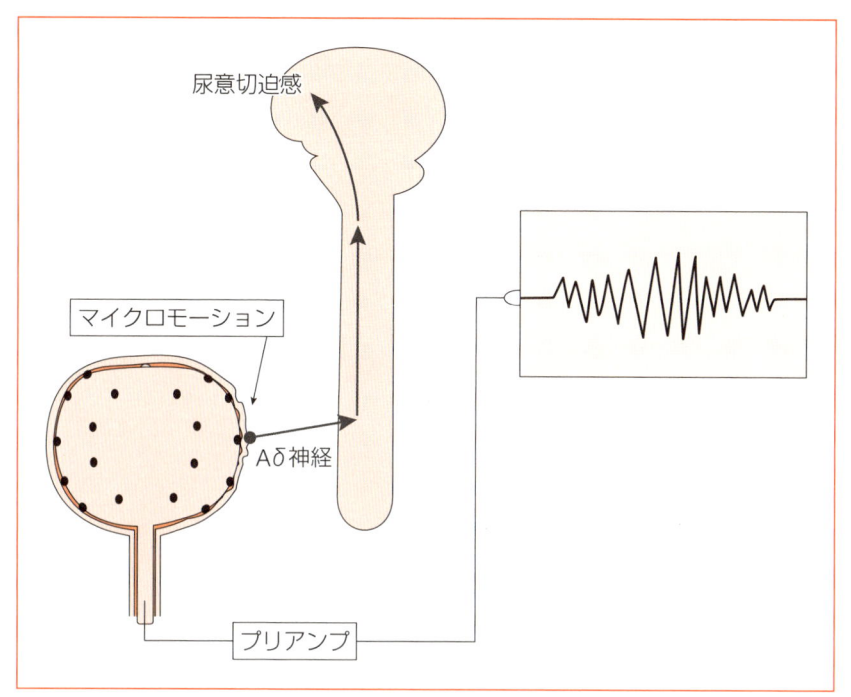

図4-3　マイクロモーションの亢進による尿意切迫感の発症
（文献[6]を参考にして作成）

とは，このマイクロモーションの出現に一致してOAB患者が尿意切迫感
を訴えるということである（**図4-3**）。したがって，活発になったマイク
ロモーションがメカノセンサーを末端にもつ知覚神経を強力に活性化し，
尿意切迫感が発生したものと推測できる。Drakeらが指摘したマイクロ
モーションと尿意切迫感の関係は，OABの患者から直接得られた知見で
あるだけに，かなりの説得力がある。

　ところで，OABではなぜマイクロモーション（自発収縮運動）が亢進す
るのであろうか。これには，粘膜固有層内の間質細胞を連結するギャップ
結合タンパク質（connexin 43: Cx43）の発現増加が関係するといわれてい
る[7,8]。粘膜固有層に配列されている間質細胞は，自発収縮運動を引き起
こすペースメーカー細胞とみなされている。これらの間質細胞は互いに
ギャップ結合で連結されているので，個々の細胞のペースメーカー活動

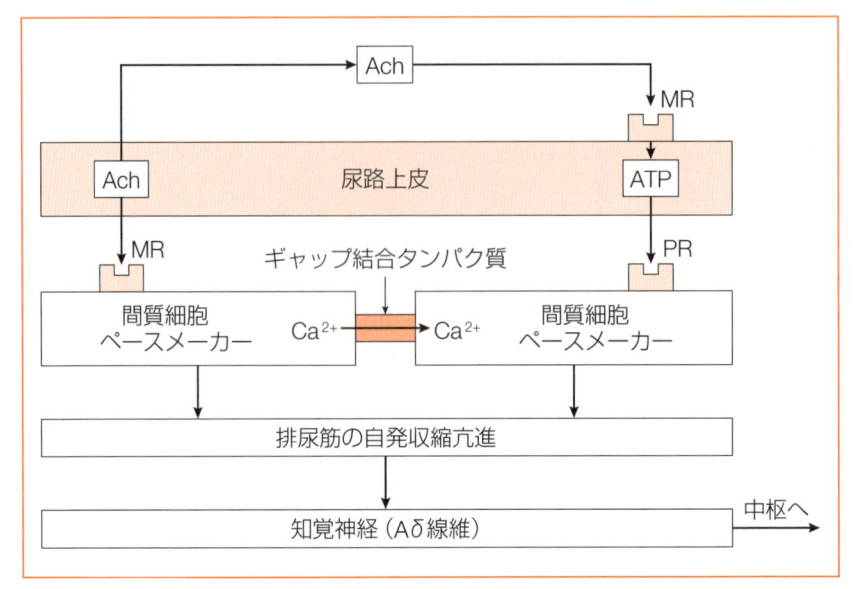

図 4-4 筋原性メカニズム
　　MR：ムスカリン受容体　　　PR：プリン受容体（P2X, P2Y）

（自発性脱分極）がギャップ結合を通じて間質細胞全体に伝わることができる。したがって，ギャップ結合が増えるほど間質細胞全体がより効率的に自発収縮を誘導することが可能となり，自発収縮運動は振幅や頻度が増加することになる[9]。また，特発性排尿筋過活動を有する患者では，間質細胞を連結する Cx43 の発現が健常者と比べて有意に増加していることが報告されている[7,8]。これらの研究は，OAB の膀胱では間質細胞同士を連結するギャップ結合タンパク質（Cx43）の発現増加が起こるため，自発収縮運動が亢進することを示唆している（**図 4-4**）。

　ギャップ結合の増加以外に自発収縮運動を亢進させる要因として，尿路上皮から放出される ATP や Ach が，間質細胞のペースメーカー活動へ及ぼす影響を挙げることができる。前章で述べたように，間質細胞には ATP の受容体（P2Y）が発現しているので，放出量が増加した ATP が間質細胞のペースメーカー活動を上向きに調整し（up-regulation），それが自発収縮の亢進に繋がるかも知れない[10]（**図 4-4**）。

一方，Ach の自発収縮に対する影響を調べた Moro らの研究によると，ブタの膀胱粘膜切片を伸展させると自発収縮の頻度が増加するが，この反応はアトロピンおよび 4-DAMP（M_3 選択的抗コリン薬）で抑制されるという[11]。したがって，蓄尿期に放出された Ach が，尿路上皮および間質細胞のムスカリン受容体を活性化し，自発収縮運動の促進に至るコリン作動性経路（cholinergic pathway）が示唆されている[11]（図 4-4）。これに関連して，OAB 患者から得られた膀胱生検標本の免疫組織学的研究は，間質細胞におけるムスカリン受容体（M_2, M_3）の発現増加が尿意切迫感スコアと相関することを報告している[12]。

b）神経伝達物質による排尿筋の局所収縮反応

膀胱知覚神経は，カルシトニン遺伝子関連ペプチド（CGRP）やタキキニン（サブスタンス P，ニューロキニン A，ニューロキニン B）などの神経ペプチドを神経伝達物質としてもっている。これらの神経伝達物質は，知覚神経が興奮すると中枢に向かって放出されるだけでなく，膀胱内の神経終末からも分泌され局所で様々な反応を引き起こす。これが知覚神経の遠心性作用（effector function）と呼ばれるものである。

膀胱側に放出される神経ペプチドの中でもニューロキニン A（NKA）は，NK2 受容体を介して膀胱の局所に収縮を起こし，その収縮により知覚神経（Aδ 線維）が活性化されるといわれている（図 4-5）。OAB では知覚神経の活動が全般的に亢進しているので，興奮した知覚神経が NKA を放出し排尿筋局所収縮を介し知覚神経（Aδ 線維）を更に活性化するという複雑な仕組みである（図 4-5）。

最近，膀胱の慢性虚血が OAB や排尿筋過活動の原因として注目されている[13]。排尿筋過活動を示すウサギの慢性虚血膀胱では，タキキニン陽性神経の数が増えるとともに，NK_2 受容体 mRNA の発現も増加していることが報告されていることから[14]，NKA も OAB における病的膀胱知覚の発生に何らかの役割をもつものと推測される。

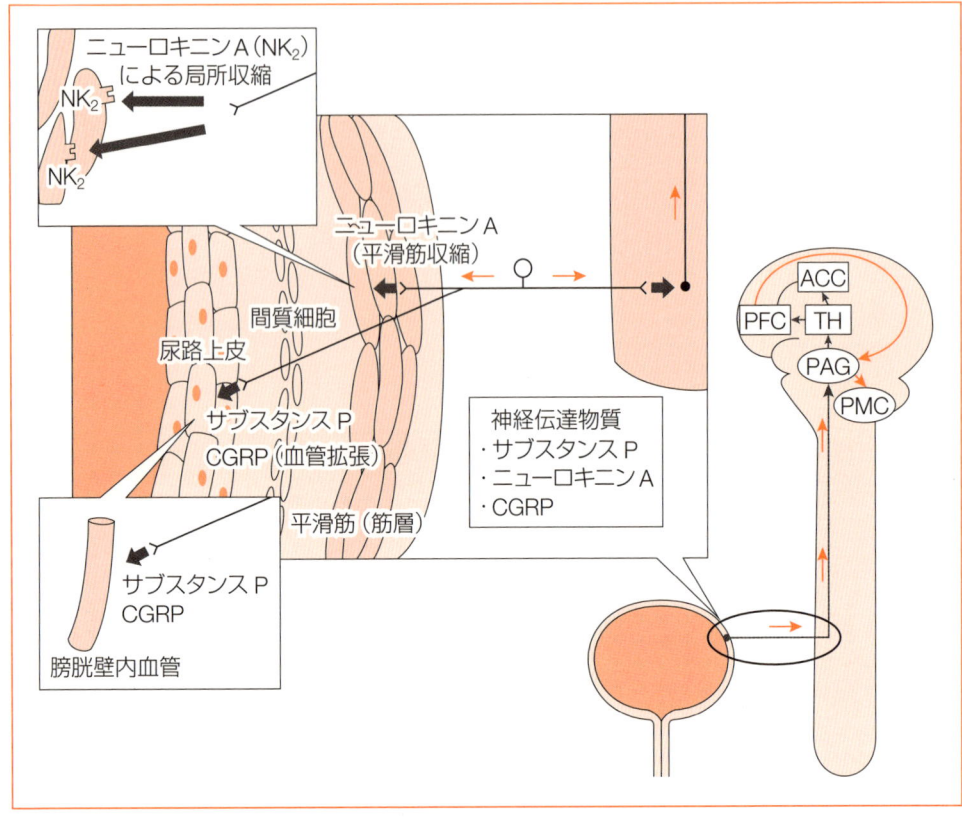

図 4-5　知覚神経の遠心性作用
膀胱側に放出された神経ペプチドは，膀胱に局所収縮や血管拡張などを引き起こす。
CGRP：カルシトニン遺伝子関連ペプチド　　ACC：前帯状回皮質
PFC：前頭前野　　TH：視床　　PAG：中脳水道周囲灰白質　　PMC：橋排尿中枢

2. OAB 発症の脳内メカニズム

　OAB の発症機序として，膀胱知覚神経の活動亢進について述べてきた
が，もう一つ別のメカニズムにも目を向ける必要がある。それは，膀胱か
ら脳に送られてくる求心性信号の処理である。尿がたまると感ずる尿意感
は，膀胱からの求心性信号が脳で処理される結果，生じたものである。近
年，PET や fMRI のような機能的脳画像法の進歩により，外部刺激に反応
し活性化される脳の領域を解析することが可能になった。この機能的脳画

像を用いた研究から，蓄尿時に尿禁制を可能にする知覚情報処理ネットワークの存在が明らかにされてきた。

　このセクションでは，脳が膀胱から送られてくる知覚情報を処理し尿禁制につなげる仕組みを解説するとともに，健常者とOAB患者で知覚情報処理の仕方が異なることから，なぜOABでは尿意切迫感のような異常な感覚が発生するのかを考察する。

1）機能的脳画像が明らかにした膀胱知覚情報の処理機構

　膀胱が尿でいっぱいになると脳内のどの部位が活性化されるかは，Griffithsらがf MRIを用いて行ったように，膀胱に留置したカテーテルから被験者が強い尿意を感ずるまで温生食水を注入し，その時の機能的脳画像を解析することによって研究されてきた[15-18]。これまで蓄積されたエビデンスによると，健常者において膀胱充満に反応する部位は，中脳水道周囲灰白質（PAG），視床（TH），島皮質（INS），前帯状回皮質（ACC）であるという。興味深いことに，これらの部位は大脳辺縁系と呼ばれ，情動，本能，感情，自律神経活動および記憶などに関係するところである。また，大脳辺縁系以外の部位では，前頭葉の一部である前頭前野（PFC）が強く活性化されることが，健常者にみられる特徴的な反応であるといわれている（図4-6）。

　膀胱知覚が脳でどのように処理されているかは十分解明されていないが，次のような説が展開されている[16,18,19]。膀胱に尿がたまり膀胱壁が伸展されていくと，膀胱壁の伸展情報が求心性信号として知覚神経から脊髄を上行し，中脳のPAGにいったん入力し，視床へと送られる（図4-6）。これは，機能的脳画像で膀胱充満時にPAGと視床が反応していることに一致する。次に，視床で処理を受けた膀胱の伸展情報は，島皮質へ伝達される（図4-6）。島皮質では，尿意感覚の基盤となる膀胱蓄尿の程度に関する情報が解読される。前帯状回皮質は島皮質から信号を受けて（図4-6），「尿意による排尿への生理的欲求に従うか，それを我慢して社会的行動を優先するか」のように，尿意と社会的尿禁制をめぐる対立をチェックする。

　一方，蓄尿時における前頭前野の活性化は，排尿を制御する上で重要な

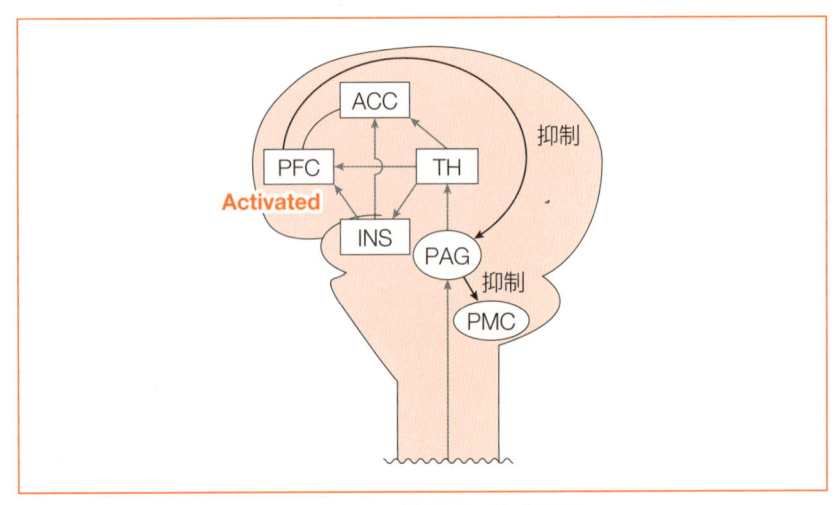

図 4-6　膀胱充満に対して反応する健常者の脳内部位
これまでに報告されている諸研究 [15-19] を参考にしてまとめた脳内部位の
反応。
ACC: 前帯状回皮質　　PFC: 前頭前野　　TH: 視床　　INS: 島皮質
PAG: 中脳水道周囲灰白質　　PMC: 橋排尿中枢

役割を果たす。最近の基礎研究によると，前頭前野からは，橋排尿中枢
（PMC）を抑制するニューロンと興奮させるニューロンがあるといわれて
いる [21,22]（**図 4-6**）。したがって，前頭前野では，排尿を開始するか，しな
いかの意思決定を行っていると考えられる。

　ここで重要なことは，島皮質，前帯状回皮質，前頭前野が，豊富な線維
連絡によって互いに連絡し合うネットワークを構築していることであ
る [19]（**図 4-7**）。蓄尿時に島皮質へ入力された知覚情報が，このネットワー
クシステムで更に処理を受ける結果，制御可能な尿意感，すなわちトイレ
まで我慢できる尿意感が発生すると考えられている。言い換えれば，健常
者では，膀胱が尿でいっぱいになっても，大脳辺縁系があまり反応しない
よう制御されていることになる。

2）OAB では大脳辺縁系が過剰反応を起こす

　健常者では，大脳辺縁系である島皮質や前帯状回皮質が膀胱充満によっ

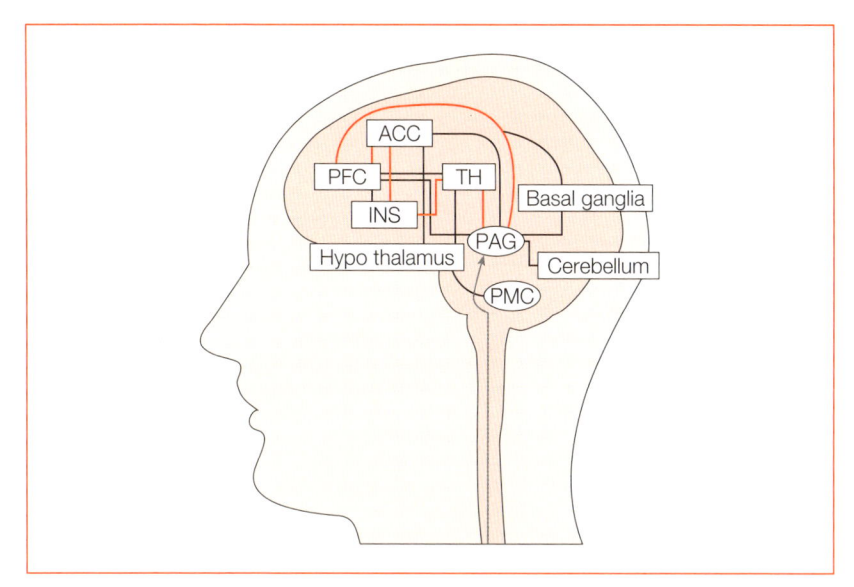

図 4-7　膀胱からの求心性信号を処理する脳内ネットワークシステム
　ACC: 前帯状回皮質　　PFC: 前頭前野　　TH: 視床　　INS: 島皮質
　PAG: 中脳水道周囲灰白質　　PMC: 橋排尿中枢
　（文献[19]，Kavia R, DasGupta R, Fowler CJ. *J Comp Neurol* 2005; 493: 27–32 を
　参考にして作成）

　て活性化されるが，この反応はそれほど強いものではなく，知覚信号の処理が正常に実行されていることを表す反応である。ところが，OABになると膀胱充満に対する脳の反応がまったく異なり，大脳辺縁系を構成する各領域が過剰反応を示す。この過剰反応は前帯状回皮質で顕著であるが，その一方で前頭前野の反応が著しく低下するのが特徴であるという[15,16]（**図 4-8**）。

　先述したように，ネットワークで結ばれている大脳辺縁系の前帯状回皮質と島皮質および前頭前野は互いに情報をやり取りすることで，制御可能な正常尿意が生まれる。一方，OABでは前帯状回皮質を中心に大脳辺縁系が過度に活性化されるが，前頭前野の活動は低下するので，ネットワークを通じた各領域の協調効果が得られない。これが，尿意切迫感のような異常な膀胱知覚を誘発すると考えられている（**図 4-8**）。言い換えれば，健

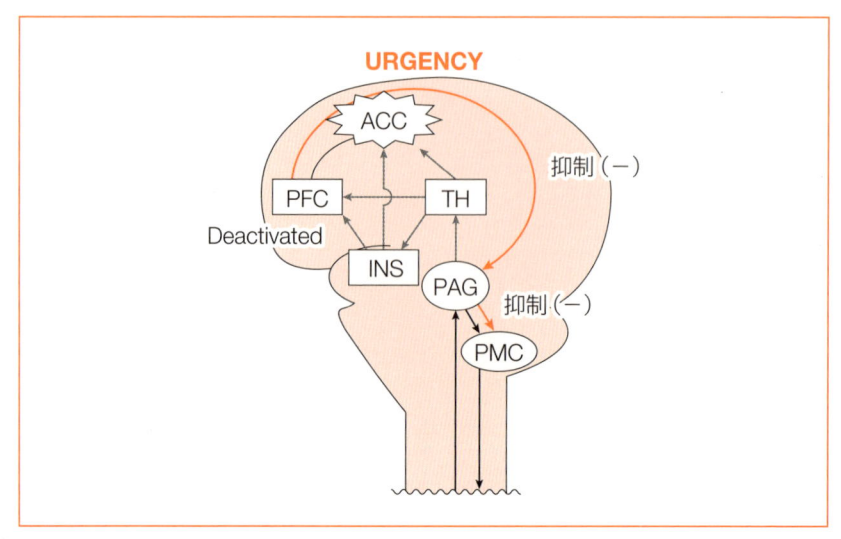

図 4-8　膀胱充満に対して反応する OAB 患者の脳内部位

これまでに報告されている諸研究[15-19]を参考にしてまとめた想像図。
URGENCY: 尿意切迫感　　　ACC: 前帯状回皮質　　　PFC: 前頭前野
TH: 視床　　INS: 島皮質　　　PAG: 中脳水道周囲灰白質
PMC: 橋排尿中枢

常者では膀胱に尿がたまっていく蓄尿時に尿意が適切にコントロールされるのに対し，この制御が外れて尿意が暴走し尿意切迫感が発生するのがOAB であるといえそうである。

　大脳辺縁系を構成する各領域の協調不全に加えて，膀胱充満時における前頭前野の活動低下は，橋排尿中枢に対する抑制が効かなくなるので，排尿反射が作動し膀胱不随意収縮とそれに続く切迫性尿失禁の発生につながると思われる（**図4-8**）。さらに，OAB 患者の脳画像では，前帯状回皮質の過剰活動と同時に，前頭葉内側部の補足運動野（SMA）の活動亢進が観察されている[20,23]。これは，尿意切迫感を感ずると骨盤底筋や尿道括約筋が反射的に収縮することが反映されたものであり，尿失禁に対する防御反応を表している。

3）OAB と情動

機能的脳画像を用いた研究から，OAB 患者では，膀胱充満時に大脳辺縁系の強い活性化と前頭前野の活動低下が起こることが明らかにされてきた。これは，膀胱から脳に送られてくる知覚情報の処理障害であるから，OAB とは脳の病気かと思ってしまう。特に，排尿の意思決定を行う前頭前野の活動低下は，脳における潜在的病変を強く疑わせる。一方，OAB は膀胱の病気であると思われるのは，尿路上皮からの ATP 放出の増加，膀胱壁の自発収縮運動の亢進など，知覚神経を過剰に刺激する病変が膀胱内にも起こっているからである。こうなると，OAB は，膀胱の病気か，脳の病気か，その両方かと議論になりそうであるが，ここで重要な点は，膀胱充満時に強く活性化される大脳辺縁系は情動を生み出す場所ということである。情動とは，喜び，悲しみ，怒り，不安などの感情であり，笑う，泣く，心拍数や血圧の上昇といった身体の変化を伴っている。さらに，大脳辺縁系では，疼痛のような不快な感覚の意味づけ，記憶，過去の体験との照合などが行われている。

OAB の患者は，尿意切迫感や尿失禁がいつ起こるか予測できないので，いつも不安を抱えているといわれている。特に，膀胱充満時に尿失禁に対する強い不安が生じるのは，島皮質や前帯状回皮質などの大脳辺縁系が過剰に活性化されるからである。健常者では，膀胱が充満しても大脳辺縁系があまり反応しないように制御されるので，普通に尿意を感ずるだけで，不安のような情動が起こることはない。一方，OAB 患者の場合，実生活の中でトイレに行く回数が多過ぎることや，尿意切迫感のためトイレまで間に合わず尿を漏らしてしまうことは，自尊心が傷つけられる不快な体験である。

このような不快な体験は大脳辺縁系で記憶される。膀胱に尿がたまると，不快な体験が想起され，大脳辺縁系の活動亢進に伴って失禁に対する不安が生まれる。また，社会生活では，「電車やバスに乗る，会社での長時間の会議に出る」など，トイレに行くことが許されない状況が多い。OAB ではトイレに行けない状況に置かれると，「尿が漏れたらどうしよう」という不安がますます強くなる。このように増幅された不安が，尿意切迫感と膀胱不随意収縮を引き起こし，本当に失禁してしまうこともある（**図**

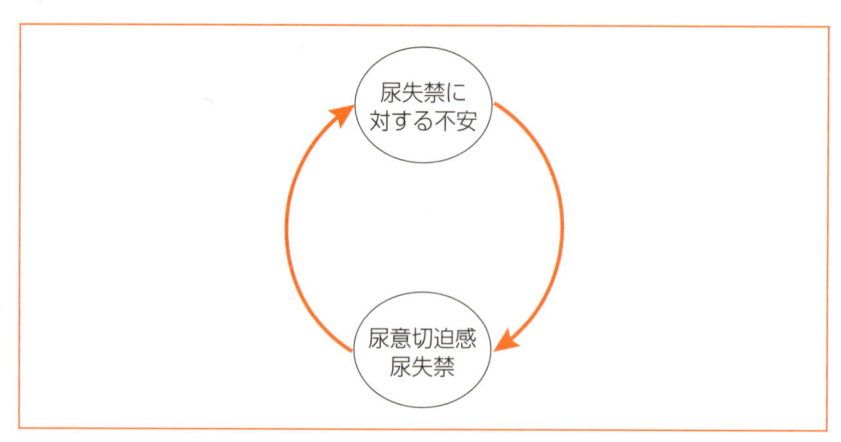

図 4-9　OAB における増悪回路（Vicious cycle）

4-9）。さらに，トイレの標識が目に入った時，水の流れる音が聞こえた時，帰宅して玄関のドアノブに手をかけた時，尿意切迫感が誘発されることはよく知られている。これらも，OAB という疾患がもつ情動的側面をよく表している。

　慢性疼痛は大脳辺縁系が関与する代表的な疾患であるが，痛みを起こす刺激が長期間続くと，その刺激を取り除いても痛みが持続するという。これは中枢性感作（central sensitization）と呼ばれる。例えば，慢性腰痛の患者は，腰を曲げると激痛が起こるが，治療によって痛みの原因であった脊椎・脊髄の病変が治っても，腰を曲げると相変わらず痛みが生じ腰痛が改善しないことがある。この場合，神経の可塑性によって，「腰を曲げると痛みが発生する」という神経回路が新しく脳内に形成されると考えられている。

　OAB 患者における蓄尿時の脳反応として，大脳辺縁系が強く反応するとともに前頭前野の活動が低下することは，中枢性感作によく似た病態を示唆している。OAB では，「すぐにトイレに行けない状況が，尿失禁への強い不安を生み，それに対する情動反応として尿意切迫感が誘発される」という回路が出来上がっているかもしれない（**図 4-9**）。抗コリン薬やβ_3アドレナリン受容体作動薬による薬物療法が効かない OAB 患者では，不安に反応する情動回路が固定されてしまっているので，膀胱に作用する薬

が奏効しないと考えることもできる。このようなOABに対して選択すべき治療は，神経変調療法（neuromodulation）であろう。

参考文献

1) Kumar V, Chapple CR, Rosario D et al. *In vitro* release of adenosine triphosphate from the urothelium of human bladders with detrusor overactivity, both neurogenic and idiopathic. *Eur Urol* 2010; 57: 1087–92
2) Birder L, Andersson KE. Urothelial signaling. *Physiol Rev* 2013; 93: 653–80
3) Birder LA, Wolf-Johnston AS, Sun Y, Chai TC. Alteration in TRPV1 and muscarinic (M$_3$) receptor expression and function in idiopathic overactive bladder urothelial cells. *Acta Physiol* (*Oxf*) 2013; 207: 123–9
4) Du S, Araki I, Yoshiyama M et al. Transient receptor potential channel A1 involved in sensory transduction of rat urinary bladder through C-fiber pathway. *Urology* 2007; 70: 826–31
5) Yoshida M, Inadome A, Maeda Y et al. Non-neuronal cholinergic system in human bladder urothelium. *Urology* 2006; 67: 425–30
6) Drake MJ, Harvey IJ, Gillespie JI, Van Duyl WA. Localized contractions in the normal human bladder and in urinary urgency. *BJU Int* 2005; 95: 1002–5
7) Sui GP, Coppen SR, Dupont E et al. Impedance measurements and connexin expression in human detrusor muscle from stable and unstable bladders. *BJU Int* 2003; 92: 297–305
8) Roosen A, Datta SN, Chowdhury RA et al. Suburothelial myofibroblasts in the human overactive bladder and the effect of botulinum neurotoxin type A treatment. *Eur Urol* 2009; 55: 1440–8
9) Ikeda Y, Fry C, Hayashi F et al. Role of gap junctions in spontaneous activity of the rat bladder. *Am J Physiol Renal Physiol* 2007; 293: F1018–25
10) Kushida N, Fry CH. On the origin of spontaneous activity in the bladder. *BJU Int* 2016; 117: 982–92
11) Moro C, Uchiyama J, Chess-Williams R. Urothelial/lamina propria spontaneous activity and the role of M3 muscarinic receptors in mediating rate responses to stretch and carbachol. *Urology* 2011; 78: 1442.e9–15
12) Mukerji G, Yiangou Y, Grogono J et al. Localization of M$_2$ and M$_3$ muscarinic receptors in human bladder disorders and their clinical correlations. *J Urol* 2006; 176: 367–73
13) Yamaguchi O, Nomiya M, Andersson KE. Functional consequences of chronic bladder ischemia. *Neurourol Urodyn* 2014; 33: 54–8
14) Azadzoi KM, Yalla SV, Siroky MB. Oxidative stress and neurodegeneration in the ischemic overactive bladder. *J Urol* 2007; 178: 710–5
15) Rosenberg LJ, Griffiths DJ, Resnick NM. Factors that distinguish continent from incontinent older adults with detrusor overactivity. *J Urol* 2005; 174: 1868–72
16) Griffiths D, Tadic SD. Bladder control, urgency, and urge incontinence: evidence from functional brain imaging. *Neurourol Urodyn* 2008; 27: 466–74
17) Tadic SD, Griffiths D, Schaefer W, Resnick NM. Abnormal connections in the supra-spinal bladder control network in women with urge urinary incontinence. *Neuroimage* 2008; 39: 1647–53
18) Fowler CJ, Griffiths D, de Groat WC. The neural control of micturition. *Nat Rev Neurosci* 2008; 9: 453–66
19) Fowler CJ, Griffiths DJ. A decade of functional brain imaging applied to bladder control.

Neurourol Urodyn 2010; 29: 49−55

20） Kitta T, Mitsui T, Kanno Y et al. Brain-bladder control network: the unsolved 21st century urological mystery. *Int J Urol* 2015; 22: 342−8

21） Yamamoto T, Sakakibara R, Nakazawa K et al. Neuronal activities of forebrain structures with respect to bladder contraction in cats. *Neurosci Lett* 2010; 473: 42−7

22） Nishijima S, Sugaya K, Kadekawa K et al. Effect of chemical stimulation of the medial frontal lobe on the micturition reflex in rats. *J Urol* 2012; 187: 1116−20

23） Tadic SD, Griffiths D, Schaefer W et al. Brain activity underlying impaired continence control in older women with overactive bladder. *Neurourol Urodyn* 2012; 31: 652−8

5 OAB の病因を探る

OAB は多因子疾患といわれるように，その発症には様々な病因が関与している。加齢，下部尿路閉塞，骨盤臓器脱，女性ホルモン欠乏などは，代表的な病因である。最近は，膀胱の血流障害（膀胱虚血）が，種々のタイプの OAB に共通する病因として話題になっている。

このセクションでは，これらの病因（原因）を紹介しながら，OAB の実像に迫ってみたい。

1. 膀胱の慢性虚血

臨床検体を利用する研究の倫理規制が緩やかであった時代（1980～2000年）に，膀胱機能障害の患者から採取した膀胱組織を用いて，支配神経に関する研究が英国の研究者を中心に盛んに行われた。当時，症状に基づく OAB の定義はなく，ウロダイナミクス検査で診断される排尿筋過活動が，今の OAB に該当する。彼らの研究によると，排尿筋過活動（特発性）のある膀胱では，必ず除神経（denervation）が観察されるという[1]。また，前立腺肥大による下部尿路閉塞は排尿筋過活動を合併するが，このような閉塞膀胱でも筋束中に神経脱落（除神経）が起こっていることが報告されている[2,3]。

ここで，神経は低酸素や虚血に最も脆弱であることを思い出してもらいたい。膀胱壁内で除神経が起こるということは，膀胱が十分な血液供給を受けられず虚血に陥っていると考えることができる。このように，ヒト膀胱組織を利用した昔の研究が，OAB の病因に関する重要な手掛かりを与えている。

■ 1）動脈硬化による膀胱血流障害

　これまでの疫学研究によると，OAB とは性別に関係なく加齢とともに有病率が増加する疾患である[4]。このような OAB の特徴に合致する病因として，動脈硬化による膀胱血流障害（膀胱虚血）が注目されている。その根拠とされているのが，OAB とメタボリック症候群の強い相関関係である[5,6]。詳しく見ていくと，メタボリック症候群の構成要因の中で，特に OAB と高い相関を示すのは，高血圧，脂質異常，耐糖能異常および喫煙などの動脈硬化の危険因子である。Ponholzer らは女性 812 名，男性 1,724 名を対象とし，蓄尿症状を含む下部尿路症状（LUTS）と血管危険因子の関係を解析した[7]。その結果，血管危険因子が 2 つ以上あると，下部尿路症状のスコア（IPSS）が男女とも有意に増加し，LUTS が重症化することが明らかにされた。

　動脈硬化は高齢者によくみられる動脈の閉塞性疾患であり，種々の臓器に血流障害を引き起こす。LUTS を有する高齢者の膀胱血流については，経直腸的超音波カラードップラー法を用いて下部尿路（膀胱・前立腺/尿道）の血流を調べた研究がある。それによると，無症状の若年者と比較して，LUTS がある高齢者では男女ともに下部尿路の血流が減少していたという[8]。特に，膀胱は動脈硬化による血流障害を受けやすいといわれている。その理由は，腸骨動脈の分枝部が動脈硬化の好発部位であり[9]，この部位における動脈の閉塞は膀胱への血流供給を容易に減少させるからである。

　これらの研究から推測されることは，加齢に伴う動脈硬化の進展が膀胱の血流障害（慢性虚血）を起こし，それが OAB や LUTS の発症原因になるのではないかということである。

■ 2）下部尿路閉塞と膀胱虚血

　先述したように，動脈硬化による膀胱血流障害は，男女に共通する病因である。一方，男性 OAB の病因といえば，前立腺腫大（benign prostatic enlargement: BPE）による膀胱出口部の閉塞（bladder outlet obstruction: BOO）が，昔から有名である。ところが，BOO が膀胱血流の減少を引き起こすことは，意外と知られていない。

　一般に，膀胱出口部に閉塞があると，これに対する生体反応として膀胱壁の肥大が起こるので，膀胱壁内の組織圧が上昇する。また，排尿時にはBOO に抗して尿を排出するため，排尿時の膀胱内圧も上昇する。この結果，膀胱壁内の血管が圧迫され，膀胱血流が減少することになる。実際，尿道部分閉塞の動物モデルでは，膀胱血流の著しい減少が観察されている[10]。これと同じことがヒト閉塞膀胱で起こることは，Koritsiadis らによって実証された。彼らは，前立腺腫大による BOO をもつ患者から TUR手術時に膀胱組織を採取し，低酸素マーカーである hypoxia-inducible factor（HIF-1α）の発現を，免疫組織学的に検討した。その結果は，閉塞膀胱の間質には HIF-1α 陽性細胞が多数観察されるが，対照膀胱ではほとんど認められなかったということである[11]。

　したがって，BOO は男性 OAB の病因の一つであるが，その実態は膀胱血流障害（慢性膀胱虚血）ということになる。

3）慢性膀胱虚血による OAB の発症機序

　種々のタイプの OAB に共通する病因として，慢性膀胱虚血に焦点を当ててきた。次に，膀胱の慢性虚血が，どのような機序で OAB を発症させるかについて考えてみよう。この機序を解明するためヒトを直接対象とした研究はできないので，動脈硬化や BOO によって膀胱を慢性虚血にした動物モデルが利用されている[12-14]。

　これらの研究によると，慢性虚血膀胱には酸化ストレスが発生しているという。面白いことに，酸化ストレスの発生は，蓄尿と排尿という膀胱本来の機能的サイクル（排尿サイクルともいう）に関係する。一般に，膀胱血流は，膀胱がかなり充満するまで維持され，最大膀胱容量の近くから低下し始め，膀胱が収縮する排尿時に最も減少するが，排尿が終了し膀胱が空になると速やかに回復する。慢性虚血膀胱では，排尿サイクルに沿った血流減少（虚血）と血流回復（再灌流）の較差が大きくなるため，活性酸素種が過剰に産生され酸化ストレスが発生することになる（図 5-1）。

　慢性虚血膀胱において，低酸素や酸化ストレスが生体組織に損傷を与えると，神経成長因子（NGF），炎症性サイトカイン，プロスタグランジン（PG）などの組織損傷性分子が発現する。特に，NGF は神経成長作用だけ

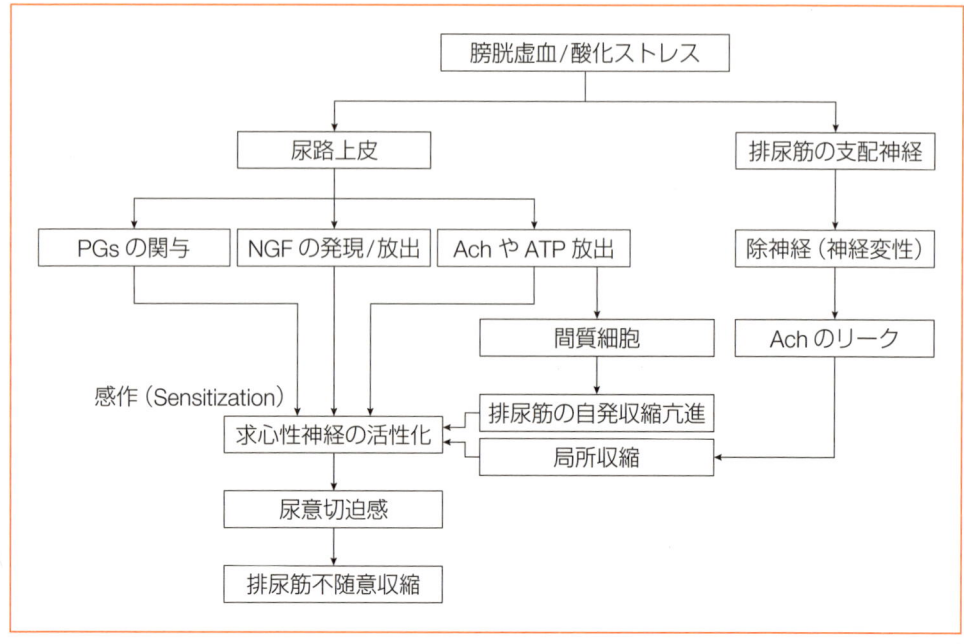

図 5-1　慢性膀胱虚血による OAB の発症

でなく，膀胱知覚神経の感受性を増加（sensitization）させるので，OAB の
発症に重要な役割をもつと考えられている [15, 16]。実際，膀胱虚血モデルで
は膀胱尿路上皮に NGF の強い発現が観察されるので [17]，尿路上皮から分
泌された NGF が求心性 C 線維末端の Trk A 受容体を活性化し，C 線維神
経を感作するものと推測される（**図 5-1**）。NGF によって感受性の増加し
た知覚神経が，尿路上皮から分泌される ATP や PG などに敏感に反応す
る結果，知覚神経の過剰興奮が脳へ伝達され，尿意切迫感のような OAB
に特徴的な症状が発症するものと考えられている（**図 5-1**）。なお，慢性
虚血膀胱ではタキキニン陽性神経の増加も報告されているので [18]，これ
も膀胱知覚神経の活動亢進に寄与するものと思われる。

　以上は，基礎研究から推測された慢性膀胱虚血における OAB の発症機
序である。このようなことが本当に OAB 患者の膀胱で起こっているのか
を直接実証することはできないが，このメカニズムはいくつかの臨床研究
によって間接的に支持されている。例えば，「OAB 患者では尿中 NGF 濃

度が上昇している」という Kim らの報告は，慢性虚血と酸化ストレスにより膀胱尿路上皮に発現した NGF が尿中へ放出されていることを示唆している[19]（**図 5-1**）。また，NGF の他に炎症性サイトカインも発現することは，OAB 患者の膀胱には慢性炎症の組織学的所見がみられるという報告[20]，あるいは血清 C 反応性タンパク質（CRP）が高くなるほど OAB の有病率が上昇するという報告[21] に反映されている。

　一方，Drake らが指摘したように，膀胱の局所収縮や自発収縮運動の亢進は尿意切迫感の発症に重要な役割をもつ[22]。実際，Mills らは，特発性排尿筋過活動を有する患者から膀胱切片を採取し自発収縮を調べたところ，自発収縮運動の振幅および頻度が増加していることを報告している[1]。しかし，膀胱虚血がなぜ自発収縮を亢進させるかは，まだ解明されていない。以下は仮説であるが，低酸素と酸化ストレスによって尿路上皮および壁内神経から放出される ATP や Ach が増加し，これが自発収縮をより活発にしている可能性がある（**図 5-1**）。さらに，ムスカリン受容体やプリン受容体の感受性への影響も考えられる。Harrison らによると，膀胱虚血がより顕著になる下部尿路閉塞に合併した排尿筋過活動の膀胱では，排尿筋のアセチルコリン（Ach）に対する過剰収縮反応（denervation supersensitivity）がみられるので[3]，蓄尿時に放出される Ach がムスカリン受容体を介して局所収縮を誘発している可能性もある（**図 5-1**）。

4）OAB は低活動膀胱（UAB）に進行するか

　排尿障害の専門外来には，「以前はトイレを我慢できなかったが，最近はむしろ尿の出が悪くなった」という方が時々来院する。このような症例を診ると，OAB は治療しないままでいると将来どのようになるのか知りたくなる。しかし，倫理的問題から，OAB の自然史を研究することはできない。ところが，膀胱虚血と酸化ストレスが加齢に伴う進行性病変であることに着目すると，OAB がたどる自然経過をある程度予測することができると思われる。

　慢性虚血膀胱に関するこれまでの基礎研究から，虚血と酸化ストレスの程度によって発生する膀胱機能障害が異なることがわかっている[12,23,24]。すなわち，虚血および酸化ストレスが軽度の時は知覚求心路の活動亢進に

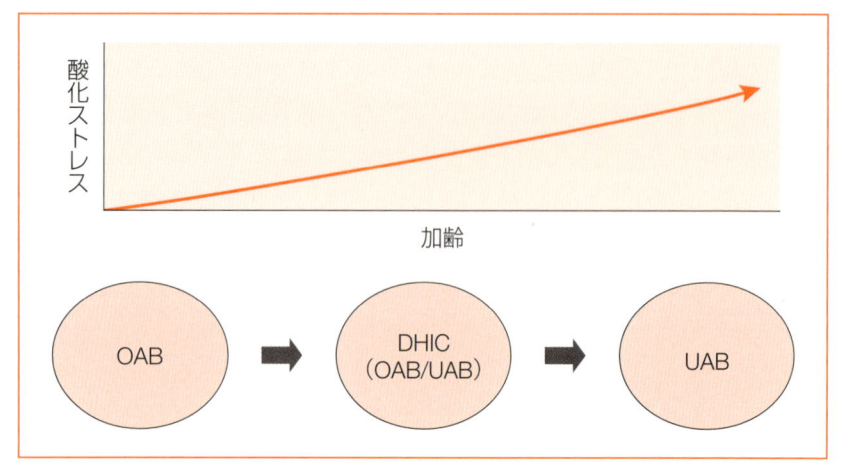

図 5-2　OAB は UAB に進行するか？

より膀胱は過活動（OAB）になり，重度の時は壁内の神経や排尿筋の損傷や線維化などが起こるので膀胱は低活動（UAB）になる。

　ここで，膀胱の虚血と酸化ストレスの加齢に伴う変化について考えてみる[25]。一般に，臓器の血流維持には，血管内皮から放出される一酸化窒素（NO）がかかわっている。ところが，内皮性 NO 合成酵素（eNOS）の活性が加齢とともに低下するので，動脈硬化などによる膀胱血流障害（虚血）は加齢に伴って重症になる。また，活性酸素を除去するスカベンジャー（SOD など）の働きが老化に伴って衰えていくと，膀胱に蓄積される酸化ストレスも益々増えていくことになる。また，膀胱虚血や酸化ストレスの重症化への進行は，高血圧をはじめとする生活習慣病が合併すると加速される。このように，膀胱の虚血と酸化ストレスは加齢に伴って重症化する傾向にあるので，膀胱機能障害も OAB から UAB へ進行すると予測されるのである（**図 5-2**）。Resnick らは，尿失禁がある高齢者で，排尿筋過活動（DO）と排尿時の膀胱収縮障害が共存しているグループ（detrusor hyperactivity with impaired contractility: DHIC）がいることを報告した[26]。この DHIC は，蓄尿障害と排尿障害を併せもつので，OAB が UAB に進行する中間期に発症したものとみなせるが，当時はウロダイナミクス検査で診断される排尿筋過活動を OAB としていたので，今の OAB に当てはめる

には無理がある（**図 5-2**）。

　OAB 発症の背景に慢性膀胱虚血と酸化ストレスがあることから，OAB が UAB へ進行するという説が導かれた。これはまだ実証されていない仮説であるが，OAB という疾患の捉え方の一つとして今後の発展を期待したい。

2. 男性の OAB

1）下部尿路閉塞と OAB

　中高年の男性においては，OAB が前立腺腫大（BPE）による膀胱出口部閉塞（BOO）を伴っているなら，BOO による膀胱血流障害（膀胱虚血）が OAB の発症原因と考えられる。ところが，前立腺腫大があっても必ずしも閉塞があるとは限らない。また，臨床的に有意の閉塞があっても，その程度により血流障害が軽度で OAB が発症しない場合も考えられる。さらに，侵襲の大きいウロダイナミクス検査（PFS）をやらないと閉塞を診断できないことが，実態の解明を困難にしている。

　これについて，de Nunzio らによると，前立腺が腫大し下部尿路症状（LUTS）をもつ男性の約 6 割が BOO を有し，BOO をもつ男性患者のうち約半分（52%）が排尿筋過活動（DO）を示したという[27]。DO はウロダイナミクス検査で診断される昔の OAB であり今の OAB には該当しないが，下部尿路閉塞があっても OAB が発症する場合と発症しない場合があることを少なくとも示唆している。Oelke らは，前立腺肥大と LUTS をもつ男性 1,418 名の約 61% に DO を認めている[28]。さらに，DO の男性 864 名に多変量解析を行ったところ，年齢と BOO がそれぞれ独立因子として DO に関与することを明らかにした。

　これらの研究は，中高年男性の OAB には，BOO が関与するグループと，BOO と関係なく加齢に伴う原発性膀胱機能障害が関与するグループがあることを示している。後者の膀胱原発性 OAB 発症の病因については，加齢による動脈硬化の進行や交感神経系の活性化，生活習慣病の合併などによる膀胱血流障害が背景にあると思われる。

2）男性下部尿路症状と OAB

　中高年男性における OAB の病態には BOO および膀胱自体の機能障害が関与するため，OAB は種々の下部尿路症状（LUTS）と一緒に発症することが多い。男性 LUTS は国際前立腺症状スコア（IPSS）を用いて評価することができる。Aikawa らは，OAB がどのような LUTS を伴って出現するかを調べるため，LUTS を訴えて泌尿器科を受診した前立腺肥大症（BPH）患者約 1 万名の IPSS にクラスター解析を行った[29]。クラスター解析とは，異なるものが混ざり合っている対象集団の中から，互いに似たものを集めて分類する統計学の手法である。この方法は，分類基準をあらかじめ設定しなくとも自動的に対象集団を分類してくれるので，人為的に手を加えない LUTS の発現パターンを見ることができる。

　その結果，LUTS を有する男性は，尿勢低下型（27%），軽症型（13%），全症状型（27%），蓄尿症状型（21%），および排尿症状型（12%）の 5 つのクラスター（群）に分類された（**図 5-3**）。OAB は蓄尿症状型と全症状型に含まれるので，LUTS を有する男性患者の約 48% は OAB 症状をもっているといえる（**図 5-3**）。

3）忘れられている尿道の関与

　今から 37 年前，前立腺内へ局麻剤を注入した研究がある。Chalfin と Bradley は，排尿筋過活動（DO）と下部尿路閉塞がある BPH 患者に，経会陰的にリドカイン（局麻剤）を前立腺に注射し尿道知覚神経を麻酔すると，DO が消失することを報告した[30]。その後，Yokoyama らは，尿道粘膜麻酔の前後でシストメトリーを比較し，初発尿意および最大尿意における膀胱容量が増加することを見出した[31]。これらの研究からは，前立腺腫大による尿道の伸展・屈曲が知覚神経を刺激し，前立腺部尿道からの求心性入力が中枢を介して排尿筋不随意収縮を起こしていることが示唆される（**図 5-4**）。DO や OAB の起源は，膀胱だけでなく尿道にもあることを忘れてはならない。

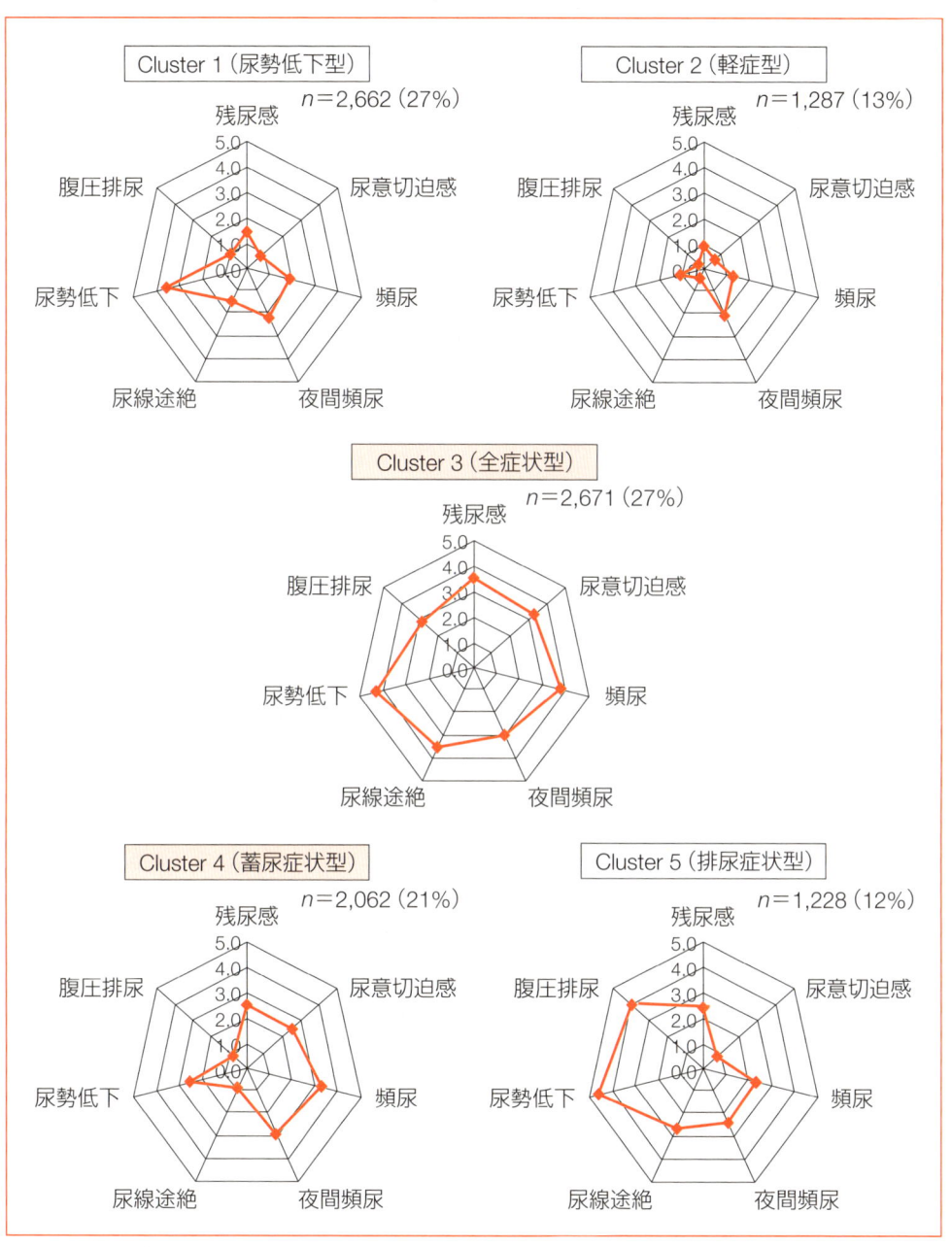

図 5-3 前立腺肥大症における下部尿路症状の発現パターン[29]

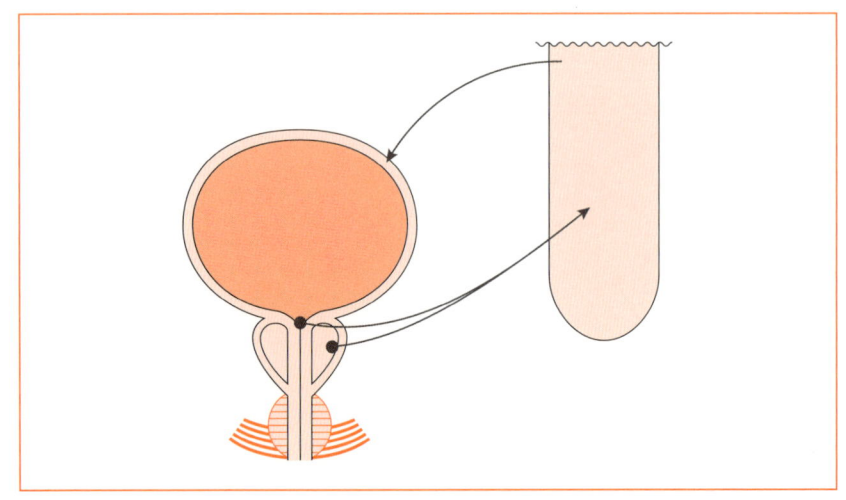

図 5-4　前立腺・尿道からの求心性入力が排尿筋収縮を起こす
（文献 30) を参考にして作成）

3. 女性特有の原因

1）混合型尿失禁

　切迫性尿失禁と腹圧性尿失禁の両方をもつ場合が混合型尿失禁であり，女性の尿失禁の約 1/3 を占める。切迫性尿失禁は OAB の症状であるから，混合型尿失禁とは，OAB という膀胱の疾患に，腹圧性尿失禁という別の疾患が併発したものである。このため，混合型尿失禁では，切迫性尿失禁の発症の仕方が少し複雑である。

　腹圧性尿失禁の女性では，骨盤底筋の緩み，尿道支持機構の破綻および尿道括約筋障害などがあるので，腹圧がかかると膀胱尿が容易に尿道に進入しやすい状態が形成されている。尿道への尿の進入と通過は，尿道の求心性神経を活性化し，排尿筋収縮を促進する反射（尿道・排尿筋促進反射）を起こすことが知られている。腹圧性尿失禁を合併している混合型尿失禁では，尿道内への尿進入が，尿道・排尿筋促進反射を起こし，膀胱不随意収縮とそれに続く切迫性尿失禁を誘発することがある（**図 5-5**）。腹圧性尿失禁手術の術後に OAB が軽減もしくは消失する場合は，このメカニズ

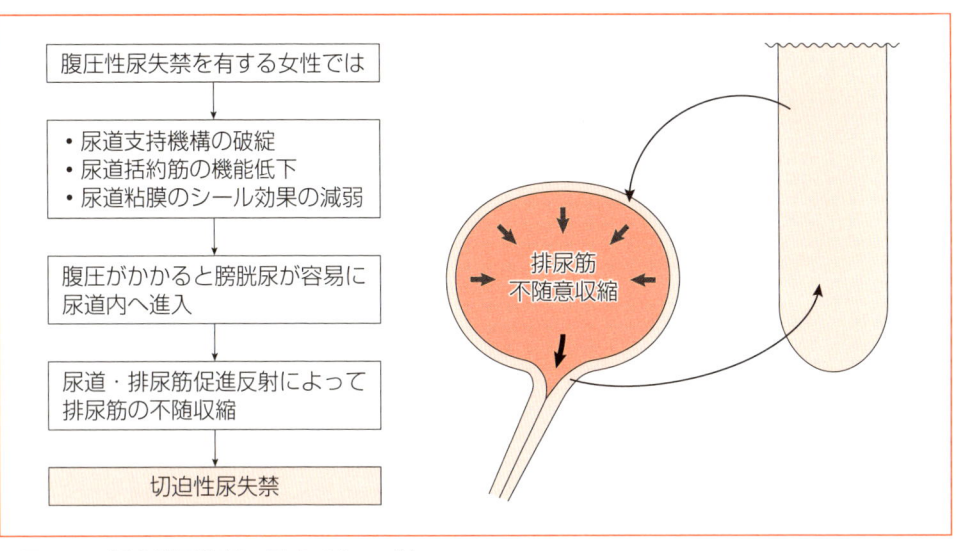

図 5-5　混合型尿失禁の発症メカニズム

ムが働いていたことを示唆している。

■ 2）骨盤臓器脱に伴う OAB

　これまでの疫学調査によると，骨盤臓器脱（pelvic organ prolapse: POP）を有する女性では，切迫性尿失禁を含め OAB の発症頻度が高くなることが報告されている[32,33]。OAB を合併する代表的な POP としては，膀胱脱（膀胱瘤）が知られている。膀胱脱が OAB を合併する原因は，脱による膀胱出口部閉塞が，肥大前立腺による下部尿路閉塞と同様に，膀胱虚血を引き起こすためと考えられる。しかし，POP の場合には，閉塞に加えて脱に特有の膀胱血流障害も考慮すべきである。膀胱を灌流する血管は，膀胱頸部付近で膀胱後面から進入し膀胱全体に分布する（**図 5-6**）。このような解剖学的位置関係から，膀胱の腟内脱出に伴い血管が過剰に伸展されると，膀胱血流障害（膀胱虚血）を起こす可能性が十分ある（**図 5-6**）。

　手術によって膀胱脱を修復すると，合併していた OAB が術後早期に改善することがしばしば経験される。おそらく，脱の修復によって，閉塞が除去されるとともに血管の伸展や屈曲も矯正され，膀胱血流が速やかに回

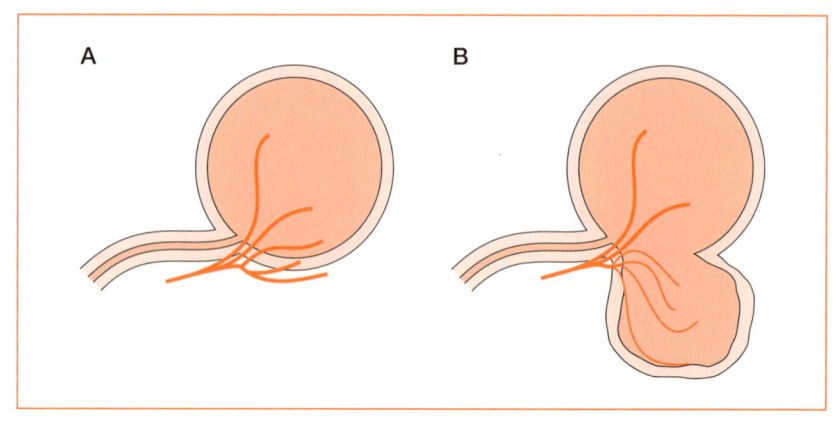

図5-6　膀胱瘤とOABの発症
A　血管や神経は膀胱頸部の後壁から入っている
B　尿道屈曲による閉塞はOAB発症の原因になる。また，閉塞に加えて，頸部から後壁の過伸展は膀胱血流障害（慢性膀胱虚血）を起こすので，OABやUAB（低活動膀胱）の原因になる。

復するためと思われる。

3）女性ホルモンとOAB

　OABが閉経後に多くみられることから，エストロゲン不足がOAB発症に何らかの関係があると考えられている。もしそうならば，閉経後のOABに対してエストロゲン療法は有効になるはずである。Cardozoらのメタ解析によると[34]，プラセボを対照とした臨床研究において，エストロゲンの局所投与（腟内投与）は，尿意切迫感，昼間および夜間頻尿，尿失禁，初発尿意時および排尿時の膀胱容量などを有意に改善することが明らかにされた。一方，エストロゲンの全身投与は，尿失禁回数と初発尿意時膀胱容量だけを有意に改善したにすぎないという。エストロゲンが局所投与された場合に優れた改善効果を示すのは[35,36]，薬物動態（pharmacokinetics）の特性が全身投与と比較し有利な方向に働いているためと思われる。しかし，その実態はまだ明らかになっていない。いずれにせよ，エストロゲン不足がOAB発症の要因になることは，以上の臨床研究からも確かなようである。

　女性ホルモンは膀胱機能に種々の影響を与えるといわれているが，実際

どのような機序でかかわっているのかは，まだ十分解明されていない。こ
れについては，卵巣摘除動物を用いた基礎研究がたくさん行われ，卵巣摘
除が蓄尿機能の低下をもたらすといういくつかの知見が報告されている。
例えば，エストロゲン欠乏は，膀胱コンプライアンスの低下，排尿筋トー
ヌスを調節する Rho-kinase 活性増加などが示されている[37,38]。OAB との
関係に踏み込んだ研究として，Yoshida らは，卵巣摘除ラットの膀胱では，
膀胱伸展によって尿路上皮から放出される Ach が増加するのに対し，コリ
ン作動性神経から放出される Ach 量が減少することを見出した[39]。これ
は，膀胱が蓄尿時に過活動になるが排尿時には収縮不全になることを意味
し，高齢女性に多い DHIC（detrusor hyperactivity with impaired contractility）
に該当する。

　前セクションで OAB の主要な病因として慢性膀胱虚血について述べた
が，ここでエストロゲンと血管の関係に注目してみることにする。閉経後
の女性に，心筋梗塞や脳血管障害の頻度が上昇することは，よく知られて
いる。これはエストロゲンの抗動脈硬化作用が喪失するためであり，エス
トロゲンが有する多様な作用として，血管内皮における eNOS（内皮性
NO 合成酵素）の活性化，血管平滑筋の弛緩，血管平滑筋の増殖抑制，脂
質代謝の改善効果などは，動脈硬化の防止に重要な役割をもつ。最近，著
者らのグループが行った研究によると，卵巣摘除ラットの膀胱血流は著明
に減少することがわかった[40]。このことから，卵巣摘除ラットの膀胱過
活動は，エストロゲン欠乏による膀胱虚血が原因であると考えられる。お
そらく，エストロゲンは，膀胱血流の維持にも関与するものと推測される。

参考文献

1) Mills IW, Greenland JE, McMurray G et al. Studies of the pathophysiology of idiopathic detrusor instability: the physiological properties of the detrusor smooth muscle and its pattern of innervation. *J Urol* 2000; 163: 646−51
2) Gosling JA, Gilpin SA, Dixon JS, Gilpin CJ. Decrease in the autonomic innervation of human detrusor muscle in outflow obstruction. *J Urol* 1986; 136: 501−4
3) Harrison SC, Hunnam GR, Farman P et al. Bladder instability and denervation in patients with bladder outflow obstruction. *Br J Urol* 1987; 60: 519−22
4) Irwin DE, Milsom I, Hunskaar S et al. Population-based survey of urinary incontinence, overactive bladder, and other lower urinary tract symptoms in five countries: results of the EPIC study. *Eur Urol* 2006; 50: 1306−14

5) Uzun H, Zorba OÜ. Metabolic syndrome in female patients with overactive bladder. *Urology* 2012; 79: 72–5

6) Ohgaki K, Horiuchi K, Kondo Y. Association between metabolic syndrome and male overactive bladder in a Japanese population based on three different sets of criteria for metabolic syndrome and the Overactive Bladder Symptom Score. *Urology* 2012; 79: 1372–8

7) Ponholzer A, Temml C, Wehrberger C et al. The association between vascular risk factors and lower urinary tract symptoms in both sexes. *Eur Urol* 2006; 50: 581–6

8) Pinggera GM, Mitterberger M, Steiner E et al. Association of lower urinary tract symptoms and chronic ischaemia of the lower urinary tract in elderly women and men: assessment using colour Doppler ultrasonography. *BJU Int* 2008; 102: 470–4

9) Tarcan T, Azadzoi KM, Siroky MB et al. Age-related erectile and voiding dysfunction: the role of arterial insufficiency. *Br J Urol* 1998; 82 (Suppl 1): 26–33

10) Greenland JE, Brading AF. The effect of bladder outflow obstruction on detrusor blood flow changes during the voiding cycle in conscious pigs. *J Urol* 2001; 165: 245–8

11) Koritsiadis G, Stravodimos K, Koutalellis G et al. Immunohistochemical estimation of hypoxia in human obstructed bladder and correlation with clinical variables. *BJU Int* 2008; 102: 328–32

12) Azadzoi KM, Tarcan T, Siroky MB, Krane RJ. Atherosclerosis-induced chronic ischemia causes bladder fibrosis and non-compliance in the rabbit. *J Urol* 1999; 161: 1626–35

13) Nomiya M, Yamaguchi O, Andersson KE et al. The effect of atherosclerosis-induced chronic bladder ischemia on bladder function in the rat. *Neurourol Urodyn* 2012; 31: 195–200

14) Miyazaki N, Yamaguchi O, Nomiya M et al. Preventive effect of hydrogen water on the development of detrusor overactivity in a rat model of bladder outlet obstruction. *J Urol* 2016; 195: 780–7

15) Lamb K, Gebhart GF, Bielefeldt K. Increased nerve growth factor expression triggers bladder overactivity. *J Pain* 2004; 5: 150–6

16) Schnegelsberg B, Sun TT, Cain G et al. Overexpression of NGF in mouse urothelium leads to neuronal hyperinnervation, pelvic sensitivity, and changes in urinary bladder function. *Am J Physiol Regul Integr Comp Physiol* 2010; 298: R534–47

17) Azadzoi KM, Chen BG, Radisavljevic ZM, Siroky MB. Molecular reactions and ultra-structural damage in the chronically ischemic bladder. *J Urol* 2011; 186: 2115–22

18) Azadzoi KM, Radisavljevic ZM, Siroky MB. Effects of ischemia on tachykinin-containing nerves and neurokinin receptors in the rabbit bladder. *Urology* 2008; 71: 979–83

19) Kim JC, Park EY, Seo SI et al. Nerve growth factor and prostaglandins in the urine of female patients with overactive bladder. *J Urol* 2006; 175: 1773–6

20) Apostolidis A, Jacques TS, Freeman A et al. Histological changes in the urothelium and suburothelium of human overactive bladder following intradetrusor injections of botulinum neurotoxin type A for the treatment of neurogenic or idiopathic detrusor overactivity. *Eur Urol* 2008; 53: 1245–53

21) Chung SD, Liu HT, Lin H, Kuo HC. Elevation of serum C-reactive protein in patients with OAB and IC/BPS implies chronic inflammation in the urinary bladder. *Neurourol Urodyn* 2011; 30: 417–20

22) Drake MJ, Harvey IJ, Gillespie JI, Van Duyl WA. Localized contractions in the normal human bladder and in urinary urgency. *BJU Int* 2005; 95: 1002–5

23) Azadzoi KM, Tarcan T, Kozlowski R et al. Overactivity and structural changes in the

chronically ischemic bladder. *J Urol* 1999; 162: 1768–78

24) Nomiya M, Yamaguchi O, Akaihata H et al. Progressive vascular damage may lead to bladder underactivity in rats. *J Urol* 2014; 191: 1462–9

25) Yamaguchi O, Nomiya M, Andersson KE. Functional consequences of chronic bladder ischemia. *Neurourol Urodyn* 2014; 33: 54–8

26) Resnick NM, Yalla SV. Detrusor hyperactivity with impaired contractile function. An unrecognized but common cause of incontinence in elderly patients. *JAMA* 1987; 257: 3076–81

27) de Nunzio C, Franco G, Rocchegiani A et al. The evolution of detrusor overactivity after watchful waiting, medical therapy and surgery in patients with bladder outlet obstruction. *J Urol* 2003; 169: 535–9

28) Oelke M, Baard J, Wijkstra H et al. Age and bladder outlet obstruction are independently associated with detrusor overactivity in patients with benign prostatic hyperplasia. *Eur Urol* 2008; 54: 419–26

29) Aikawa K, Yamaguchi O, Oguro T et al. New classification for men with lower urinary tract symptoms: cluster analysis using the International Prostate Symptom Score. *BJU Int* 2012; 110: 408–12

30) Chalfin SA, Bradley WE. The etiology of detrusor hyperreflexia in patients with infravesical obstruction. *J Urol* 1982; 127: 938–42

31) Yokoyama O, Nagano K, Kawaguchi K et al. The influence of prostatic urethral anesthesia in overactive detrusor in patients with benign prostatic hyperplasia. *J Urol* 1994; 151: 1554–6

32) Tegerstedt G, Maehle-Schmidt M, Nyrén O, Hammarström M. Prevalence of symptomatic pelvic organ prolapse in a Swedish population. *Int Urogynecol J Pelvic Floor Dysfunct* 2005; 16: 497–503

33) Lawrence JM, Lukacz ES, Nager CW et al. Prevalence and co-occurrence of pelvic floor disorders in community-dwelling women. *Obstet Gynecol* 2008; 111: 678–85

34) Cardozo L, Lose G, McClish D, Versi E. A systematic review of the effects of estrogens for symptoms suggestive of overactive bladder. *Acta Obstet Gynecol Scand* 2004; 83: 892–7

35) Eriksen PS, Rasmussen H. Low-dose 17 beta-estradiol vaginal tablets in the treatment of atrophic vaginitis: a double-blind placebo controlled study. *Eur J Obstet Gynecol Reprod Biol* 1992; 44: 137–44

36) Matarazzo MG, Caruso S, Giunta G et al. Does vaginal estriol make urodynamic changes in women with overactive bladder syndrome and genitourinary syndrome of menopause? *Eur J Obstet Gynecol Reprod Biol* 2018; 222: 75–79

37) Parekh MH, Chichester P, Lobel RW et al. Effects of castration on female rabbit bladder physiology and morphology. *Urology* 2004; 64: 1048–51

38) Hong SK, Yang JH, Kim TB et al. Effects of ovariectomy and oestrogen replacement on the function and expression of Rho-kinase in rat bladder smooth muscle. *BJU Int* 2006; 98: 1114–7

39) Yoshida J, Aikawa K, Yoshimura Y et al. The effects of ovariectomy and estrogen replacement on acetylcholine release from nerve fibres and passive stretch-induced acetylcholine release in female rat bladder. *Neurourol Urodyn* 2007; 26: 1050–5

40) Imai Y, Yamaguchi O, Nomiya M, Takeda M. Effects of ovariectomy and estrogen replacement on bladder blood flow and bladder function in female rats (abstr 356). 47th Annual Meeting of International Continence Society (ICS); 2017 Sep 12–15; Firenze, Italy

6 OAB の薬物療法

　OAB 治療の中心となるのは，薬物療法であることはいうまでもない。つい最近まで OAB の薬物療法というと抗コリン薬であったが，β_3 受容体作動薬の登場により薬物療法のパラダイムが大きく変わりつつある。ここでは，OAB 薬物療法における代表的な治療薬として抗コリン薬と β_3 受容体作動薬を取り上げる。

　これらの薬剤の有効性と安全性については，膨大な数の論文が既にエビデンスを提供しているので，敢えて議論する必要はない。それよりも，抗コリン薬や β_3 受容体作動薬がどのような仕組みで OAB を治すのかを理解すると，日常診療において納得のいく処方ができると思われる。このセクションでは，作用機序を中心に OAB の薬物療法を解説する。

● 1. 抗コリン薬

　抗コリン薬は古くから使われてきた OAB の治療薬である。我が国で使用されている抗コリン薬には，発売された年度順にオキシブチニン，プロピベリン，ソリフェナシン，トルテロジン，イミダフェナシン，フェソテロジン，オキシブチニン貼付剤などがある（**表 6-1**）。抗コリン薬が遮断するムスカリン受容体には，M_1 から M_5 まで 5 つのサブタイプがある。オキシブチニン，プロピベリン，トルテロジンおよびフェソテロジンはサブタイプ非選択性である。ソリフェナシンは比較的 M_3 受容体に選択性が高い抗コリン薬である。

　これらの抗コリン薬は，ある程度の差はあるものの OAB の症状をよく改善する。それでは，抗コリン薬はどのような仕組みで OAB を治すことができるのであろうか。これについて，いろいろな視点から議論を展開してみよう。

表6-1 抗コリン薬一覧

一般名（商品名）	発売年
オキシブチニン（ポラキス®）	1988 年
プロピベリン（バップフォー®）	1993 年
トルテロジン（デトルシトール®）	2006 年
ソリフェナシン（ベシケア®）	2006 年
イミダフェナシン（ステーブラ®，ウリトス®）	2007 年
フェソテロジン（トビエース®）	2013 年
オキシブチニン貼付剤（ネオキシテープ®）	2013 年

1）抗コリン薬はどちら側に作用するか
― 運動神経あるいは知覚神経 ―

a）臨床からの考察

　排尿時に膀胱収縮をもたらす運動神経は，仙髄（S2-S4）から発する副交感神経である。副交感神経が排尿時に興奮すると，節後線維のコリン作動性神経（cholinergic nerve）からアセチルコリン（Ach）が放出され排尿筋のムスカリン受容体に結合する。その結果，排尿筋の収縮が起こり，膀胱内の尿が排出される。

　さて，抗コリン薬が OAB を改善する機序であるが，多くの泌尿器科の教科書には「抗コリン薬は，副交感神経（コリン作動性神経）から放出される Ach が排尿筋のムスカリン受容体に結合するのを遮断する」と記載されている（**図6-1**）。したがって，抗コリン薬は運動神経側で神経伝達を遮断することにより，OAB を改善していることになる。もし，これが本当なら，抗コリン薬で治療を受けている OAB 患者は，排尿時の膀胱収縮が妨げられるため多量の残尿が発生し，尿閉が多発するはずである。ところが，どの抗コリン薬でもこのような副作用があまり起こらないことは，抗コリン薬を使ったことのある医師なら誰もが経験している（***Column 7*** 参照）。

　以上のような臨床経験から，OAB 治療薬としての抗コリン薬は運動神経側に作用していないことが分かる。ここで，抗コリン薬の OAB に対す

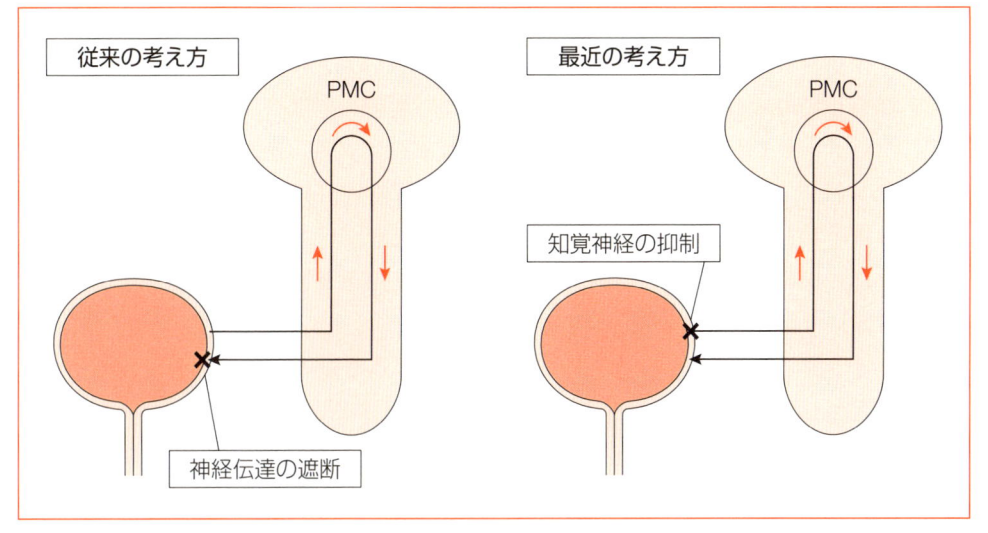

図 6-1　抗コリン薬の作用部位

る改善効果を思い出してもらいたい。抗コリン薬は，蓄尿症状である尿意切迫感や頻尿を改善しているのである。そして，尿意切迫感や頻尿は病的な膀胱知覚である。このような病的知覚が抗コリン薬で軽減されることから，抗コリン薬は蓄尿期に知覚神経側に作用し，その活動を抑制することが示唆される（**図 6-1**）。

Column 7

　抗コリン薬で OAB を治療しても残尿増加や尿閉があまり起こらないのは，排尿時における副交感神経の興奮が神経末端から大量の Ach を放出するので，OAB 治療に使われている抗コリン薬の用量では，ムスカリン受容体を遮断しきれないからである。したがって，臨床用量の範囲内で抗コリン薬を使用している限り，排尿時の膀胱収縮を妨げることはほとんどないと考えられる。しかし，抗コリン薬でも，臨床用量を大きく超えて投与されると，排尿時の膀胱収縮が抑制され尿閉などが発症するのは勿論のことである。

b）抗コリン薬の膀胱容量増大効果

　オキシブチニンやプロピベリンが使われていた 1990 年代は，症状症候群としての OAB はまだ確立されていなかったので，抗コリン薬の薬効はウロダイナミクス検査によって判定されていた。当時，抗コリン薬を投与すると，「最大尿意を生ずる膀胱容量は増加するが，排尿時の膀胱収縮圧はほとんど変化しない」ということがよく知られていた（図 6-2）。このように，抗コリン薬は，蓄尿期の膀胱容量を増大させるが，排尿時の排尿筋収縮には影響しないのである。

　もう少し説明を加えると，膀胱蓄尿の程度は知覚神経によって感知され，尿意として中枢へ伝達されている。膀胱に尿がたまるに従い尿意が強くなるのは，膀胱蓄尿量の増加に伴い知覚神経の活動が活発になるからである。そこで，膀胱知覚神経の活動が抗コリン薬によって抑えられると仮定すると，尿意が最大となるまでには更に多くの尿をためることができるので，抗コリン薬の膀胱容量増大効果をうまく説明できるのである（図 6-2）。

c）基礎研究からのエビデンス

　抗コリン薬の膀胱知覚神経に対する抑制効果は，いくつかの動物実験によって検証されてきた。Yokoyama らは，ラットの排尿筋過活動モデルを用いて，トルテロジンは残尿を伴わず膀胱容量を増加させるが，レジニフェラトキシン（RTX）で C 線維神経を脱感作（麻痺）すると，トルテロジンによる膀胱容量増大効果が消失することを示した[1]。この結果は，トルテロジンが，C 線維求心性神経を抑制したので，排尿筋過活動の改善がもたらされたことを示唆している。また，Haga らによると，膀胱急速注入によるラット頻尿モデルにおいて，浸透圧ミニポンプを使ったオキシブチニンの長期投与は，頻尿の改善とともに脊髄における c-Fos の発現を抑えたという。c-Fos の発現は，膀胱への急速注入による知覚神経の活動亢進によって生じたものであるから，オキシブチニンは，膀胱知覚神経を抑制することで頻尿を改善していることになる[2]。

　最もインパクトがあるのは，抗コリン薬が膀胱知覚神経の活動電位に及ぼす影響について，電気生理学的手法により直接検証した実験である（図6-3）。De Laet らは，麻酔下のラットで，生食注入によって膀胱を膨らま

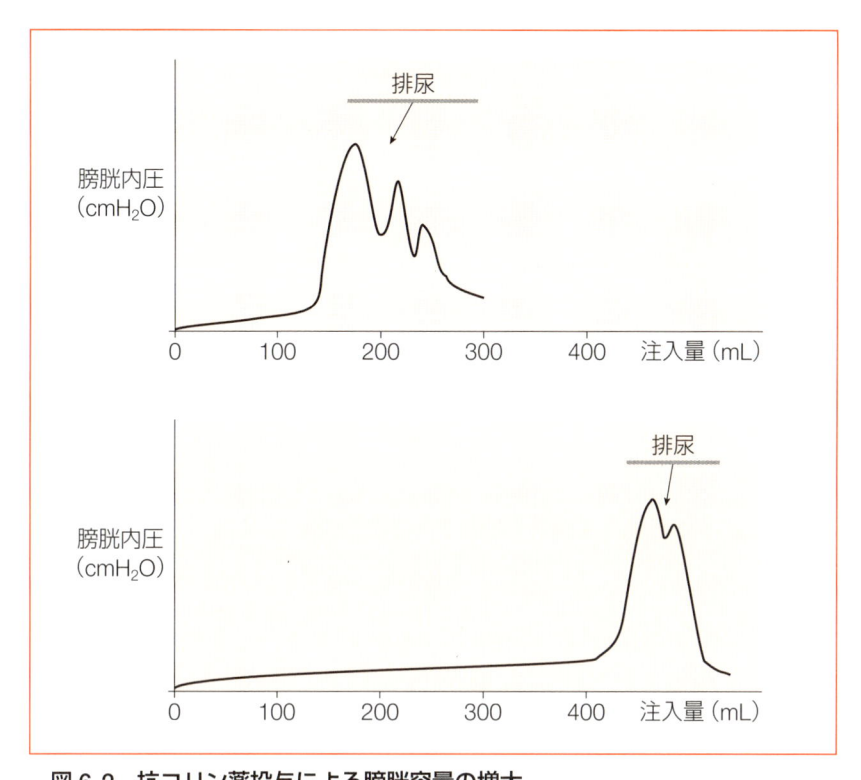

図6-2　抗コリン薬投与による膀胱容量の増大
上段は抗コリン薬投与前，下段は投与後を示す。
抗コリン薬投与後は，膀胱容量だけが増加し，排尿時の収縮圧は影響を
受けない。

せながら，求心性神経の活動電位を記録した。この実験で，膀胱充満に伴
うC線維およびAδ線維の発火が，オキシブチニンの全身投与によって著
明に抑制されることが明らかになったのである[3]。M₃選択性抗コリン薬
であるダリフェナシンについても，膀胱知覚神経の活動電位に対する抑制
効果が報告されている[4]。

　このように，抗コリン薬は，蓄尿時における膀胱知覚神経の活動を抑制
することができる。これらの研究をまとめて，抗コリン薬が膀胱知覚神経
活動電位へ及ぼす影響を示した（**図6-3**）。

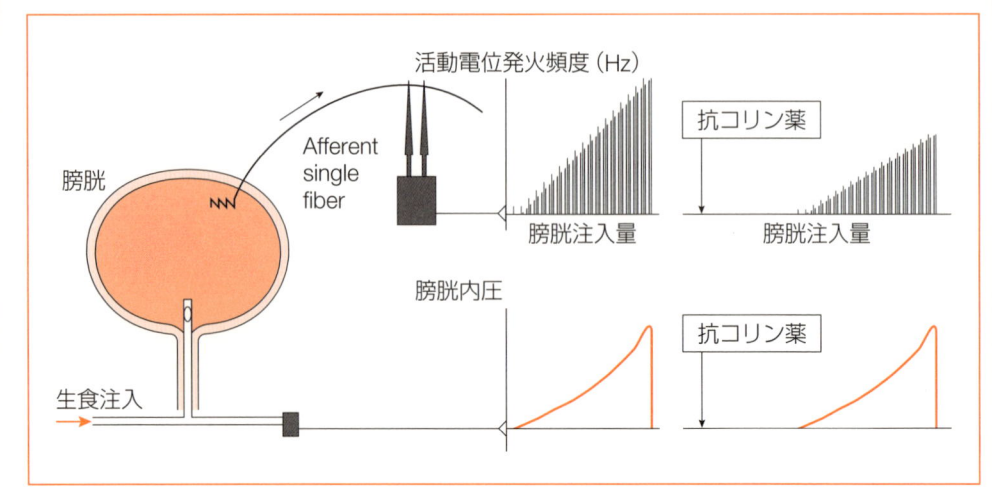

図6-3　抗コリン薬が膀胱知覚神経活動電位へ及ぼす影響

2）Ach による膀胱知覚神経の活性化と抗コリン薬の作用部位

　抗コリン薬が OAB の治療に有効であることは，Ach が膀胱のムスカリン受容体を介して OAB の発症に関与していることを意味する。より詳しく述べると，蓄尿期に放出された Ach が膀胱の様々な部位に発現しているムスカリン受容体を活性化すると，その効果が全体として膀胱知覚神経の活動亢進に繋がり，OAB が発症するということになる。しかし，Ach による知覚神経活性化のプロセスはたいへん複雑で，その全貌はまだ解明されていない。以下，基礎研究から得られた断片的なエビデンスをつなぎ合わせ，メカニズムの全体像を構築したものを紹介する。

　最初に，蓄尿期における膀胱壁の伸展により，尿路上皮から Ach が放出される[5,6]。**図6-4** に示すように，放出された Ach がオートクリン・パラクリン様式で尿路上皮のムスカリン受容体（M_2 や M_3）を活性化すると，細胞内の Ca^{2+} が増加し尿路上皮から ATP が放出される[7]。この ATP は，$P2X_3$ 受容体を介して知覚神経（C 線維）に興奮をもたらす（**図6-4**）。

　一方，自発収縮のペースメーカーといわれている間質細胞にはムスカリン受容体（M_2 や M_3）が発現しているので[8-10]，尿路上皮から放出された Ach が間質細胞のムスカリン受容体を活性化し，排尿筋の自発収縮運動に

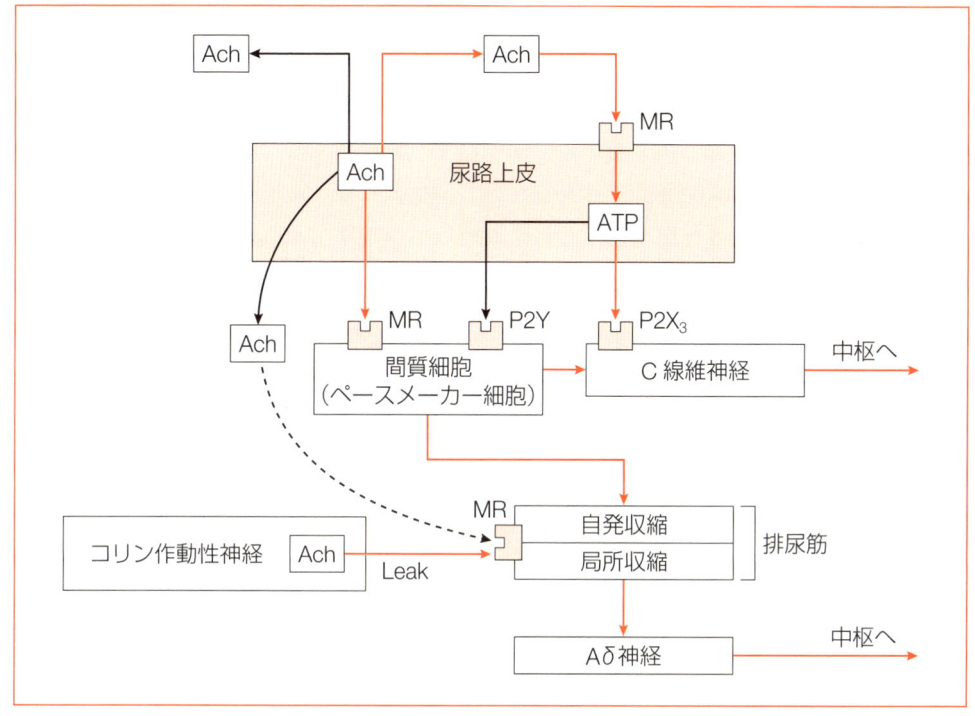

図 6-4　Ach による膀胱知覚神経の活性化
MR：ムスカリン受容体（M₂, M₃）　　P2Y, P2X₃：プリン受容体（ATPの受容体）

影響を与えると思われる（**図 6-4**）。Chess-Williams の研究グループによると，膀胱粘膜切片は自発収縮運動を示すが，この粘膜切片を引き伸ばすと自発収縮の頻度が著しく増加するという[11]。興味深いことに，この伸展に対する自発収縮頻度の上昇反応は，アトロピンや選択的 M_3 受容体遮断薬（4-DAMP）で消失するということである。粘膜切片には尿路上皮と間質細胞が含まれるので，伸展によって尿路上皮から放出された Ach が，間質細胞のペースメーカー活動を促進し，それが排尿筋に自発収縮運動を引き起こしていると考えられる。活発になった排尿筋の自発収縮運動は，メカノセンサーをもつ知覚神経（Aδ線維）を活性化する（**図 6-4**）。

　尿路上皮から放出された Ach は，コリンエステラーゼで分解されるため，平滑筋層（排尿筋）まで到達する量はかなり少ないと考えられる。一方，

排尿筋に分布するコリン作動性神経からは，神経が興奮していない蓄尿時に微量の Ach がリークするといわれている[12,13]。神経終末と排尿筋ムスカリン受容体の距離は極めて近いので，コリン作動性神経から漏出された Ach は，微量であっても排尿筋に局所収縮を誘発することができる。さらに，Brading らは，排尿筋過活動を有する膀胱では，ムスカリン受容体の Ach に対する感受性が高まることを指摘している[14]。したがって，蓄尿期に神経から漏出する Ach が，排尿筋の局所収縮を引き起こし，これが知覚神経（主に $A\delta$ 線維）を活性化する可能性がある（**図 6-4**）。

　以上が，Ach による膀胱知覚神経活性化のメカニズムである。抗コリン薬は，尿路上皮，間質細胞および排尿筋に発現しているムスカリン受容体を遮断し知覚神経の活性化を抑えるので，OAB が改善されるのである[13]。

2. β_3 受容体作動薬

　新薬開発の成功率は数万分の一といわれている中で，"ミラベグロン"は OAB 治療薬として我が国で生まれた世界初の β_3 受容体作動薬である。面白いことに，日本の泌尿器科医による基礎研究がきっかけとなり，β_3 受容体作動薬の開発が始まったのである。ミラベグロンの登場により，抗コリン薬を主体としてきた OAB の薬物療法に変革が起こりつつある。すなわち，有効性が抗コリン薬と同等で副作用の発現が低い β_3 受容体作動薬は，OAB に対する第一選択の薬剤として位置づけられるようになってきた。

1）膀胱の β_3 受容体とその役割

a）β 受容体のサブタイプ

　β_3 受容体の話に入る前に，β 受容体について少し述べる。β 受容体は β アドレナリン受容体とも呼ばれ，アドレナリン，ノルアドレナリン等のカテコールアミン類によって活性化される受容体である。以前から，β 受容体は β_1 と β_2 の 2 つのサブタイプに分類され，それぞれの代表的機能として，心臓の β_1 は心拍の上昇に，気管平滑筋の β_2 は気道の拡張に関与することが知られている。第 3 番目のサブタイプである β_3 受容体は，今から

約30年前にEmorineらによって脂肪細胞で発見された[15]。脂肪細胞に発現しているβ_3受容体の機能であるが，ヒトが運動すると体脂肪率が減少するように，内因性カテコールアミンによる脂肪の分解，熱産生，抗肥満作用を担うと考えられている。こうして，β受容体はβ_1，β_2およびβ_3の3つのサブタイプに分類されることになった。

Emorineらが脂肪組織でβ_3受容体を発見した年よりも12年も前に，北欧の研究者らによってβ_3サブタイプの存在が既に予測されていた。彼らはオルガンバスを利用した簡単な薬理実験によって，β受容体作動薬（イソプロテレノール）が引き起こすヒト排尿筋切片の弛緩反応が，β_1受容体遮断薬でもβ_2受容体遮断薬でも抑制されないことから，ヒト膀胱の弛緩反応には未知の第3番目のサブタイプが関与することを示唆した[16,17]。この画期的な論文が排尿障害の分野で早く取り上げられていたなら，β_3受容体は脂肪組織で発見される以前に膀胱で発見されていたかもしれない。

なお，余談になるが，β_3受容体が活性化されると脂肪分解および熱産生へのシグナルが発信されることから，1990年代は2型糖尿病治療薬や抗肥満薬としてβ_3受容体作動薬の開発が行われた。しかし，それらの臨床試験はことごとく失敗に終わったという。開発が成功しなかった理由は，β_3受容体作動薬が作用するのは褐色脂肪であるが，体内の脂肪組織のほとんどは，β_3受容体作動薬が影響を与えない白色脂肪であることによる。

b）ヒト膀胱に発現するβ受容体のサブタイプ

先述したように，β受容体のサブタイプは，β_1，β_2およびβ_3である。それでは，膀胱にはどのサブタイプが発現しているのであろうか。実は，ヒトも含め哺乳類の膀胱に発現しているサブタイプは，長い間，β_2であると信じられてきた[18,19]。後に2006年になって，サブタイプの同定に使われてきた放射性リガンドは，β_3受容体に対し親和性の低いことが報告されたことから[20]，β_3受容体サブタイプの発現が過小評価されていたといえる。

一方，RT-PCRの導入によって，Seguchiらは膀胱におけるβ_3受容体の遺伝子発現をラット膀胱で初めて確認している[21]。著者のグループでは，

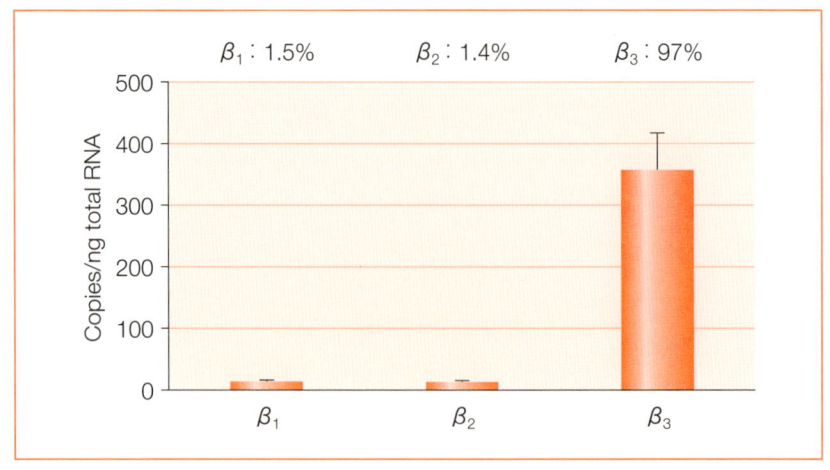

β_1：1.5%　　　　β_2：1.4%　　　　β_3：97%

図6-5　ヒト膀胱におけるβ受容体サブタイプの発現量[23,24]

Fujimura がヒト膀胱でβ_3受容体 mRNA の発現を報告した[22]。また，Nomiya はリアルタイム RT-PCR を用いて，ヒト膀胱におけるサブタイプ mRNA の発現を定量解析したところ，全 RNA のうち，β_1とβ_2の発現量がそれぞれ 1.5% および 1.4% であるのに対し，β_3の発現量は実に 97% にもなることを見出した[23,24]（**図6-5**）。これらの研究から，mRNA のレベルで，ヒト膀胱に最も多く発現しているサブタイプは，β_3受容体であることが明らかにされた。

c）ヒト膀胱の弛緩を受け持つβ受容体のサブタイプ

どのサブタイプが膀胱弛緩に関与するかについては，泌尿器科の３つの研究グループ（Takeda[25]，Igawa[26]，Yamaguchi[22]）により，手術時に得られたヒト膀胱切片を用いて薬理学的検討が行われた。これらの研究によると，オルガンバス中でβ受容体作動薬（イソプロテレノール）による弛緩反応は，β_1およびβ_2受容体遮断薬では抑制されなかったが，選択的β_3受容体遮断薬によって用量依存性に抑えられたという[25,26]。また，β_1受容体作動薬もβ_2受容体作動薬も排尿筋切片に弛緩反応を起こさないのに対し，弛緩反応を起こすのはβ_3受容体作動薬だけであった[23,24]。

以上の結果から，ヒト膀胱の弛緩を受け持つサブタイプは，最も多く発

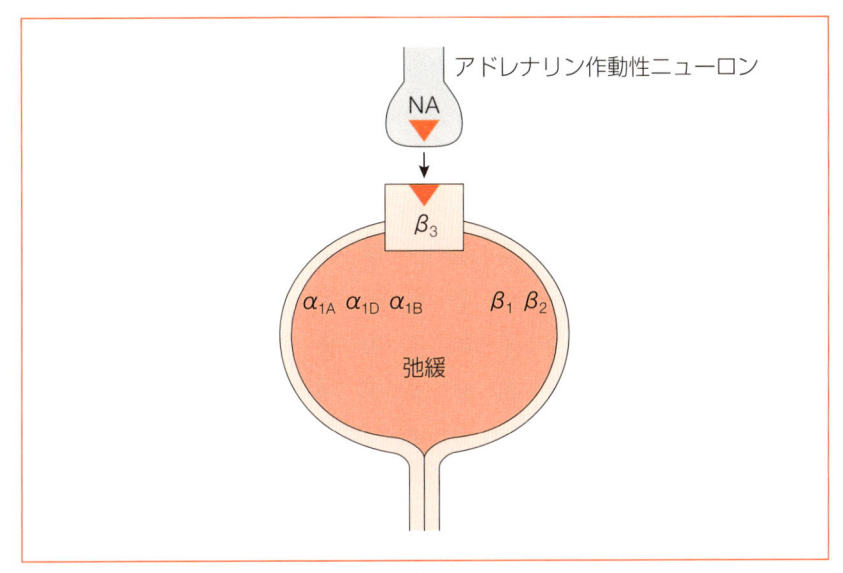

図6-6 膀胱におけるβ₃受容体の役割

現しているβ₃受容体であることが明らかにされた（**図6-6**）。膀胱を支配する自律神経は，副交感神経と交感神経である。膀胱に尿がたまっていく蓄尿期には交感神経が興奮するので，ノルアドレナリンが交感神経から放出され，膀胱平滑筋（排尿筋）のβ₃受容体を活性化する。β₃受容体の活性化は膀胱に弛緩をもたらすので，膀胱は蓄尿期に大量の尿をためることができる（**図6-6**）。このように，膀胱が蓄尿機能を維持する上で，重要な役割を果たしているのがβ₃受容体である。

注目すべきは，上述したように我が国の泌尿器科医の研究グループによる「膀胱に最も多く発現するβ₃受容体が，ヒト膀胱の弛緩反応に関与する」という発見である。これによって，β₃受容体作動薬がOAB治療薬として利用できる可能性が示され，その開発が始まったのである。

2）β₃受容体作動薬開発の経緯

長い間，抗コリン薬は，OABの薬物療法の主体であった。抗コリン薬はOABの症状を改善するが，全身のムスカリン受容体遮断作用による口内乾燥や便秘などの副作用は避けられない。実際，抗コリン薬を中心とす

る OAB の薬物治療は，服薬継続率が 1 年間で 20% 未満にとどまり，慢性疾患治療薬の中で最も低いことが報告されている[27]。OAB は加齢に伴って増加するので，口内乾燥や便秘といった副作用は高齢者にとって大きな負担となる。

このような背景から，抗コリン薬に代わる新しい治療薬として β_3 受容体作動薬（以下，β_3 作動薬と略）が開発された。

a) β_3 作動薬のスクリーニング

β_3 作動薬への関心が高まると，臨床開発の候補となるいくつかの β_3 作動薬が，製薬会社の研究所で合成されるようになった。当時，議論になったのは，これらの候補化合物の中からどれを臨床試験に回すかということであった。

これまでの経緯によると，β_3 作動薬が OAB 治療薬として使える理由は，膀胱（排尿筋）に弛緩反応を起こすことであるから，排尿筋に完全弛緩反応を起こすフルアゴニストの化合物を選ぶことは理にかなっているといえる。一方，CHO 細胞（Chinese hamster ovary cell）にヒトの β_3 受容体を発現させた系を用いて，cAMP を最も多く産生する化合物を選ぶ方法もある。しかし，β_3 作動薬による弛緩反応には，cAMP のみならず cAMP に依存しない径路も関与するので[28,29]，cAMP 産生の測定だけでは弛緩反応を評価することはできない。

そこで，排尿筋の弛緩反応で候補化合物をスクリーニングすることになったが，通常このようなスクリーニングは動物の膀胱を用いて行われている。しかし，β アドレナリン受容体刺激時に排尿筋の弛緩反応を受け持つサブタイプは，ウサギでは β_2，ラットでは β_2 と β_3 のように，動物種によって異なり一定していない。種々の議論を経た結果，直接ヒト排尿筋を用いて臨床開発に上げる化合物を選別することになった。

当時，著者の教室では，手術時に得られる新鮮な膀胱組織を利用し，β_3 作動薬のスクリーニングシステムを構築した。その方法はいたって簡単で，ヒト膀胱組織から排尿筋切片を分離し，オルガンバス中でイソプロテレノールと同等の完全弛緩反応を示す化合物を選別することである。当時，かなりの数の候補化合物を調べたが，ほとんどが部分的弛緩反応しか

起こさず，ミラベグロンだけが完全弛緩反応を示し，次のステージの臨床試験に移行した。

b) 選択的β_3作動薬"ミラベグロン"の臨床試験

ミラベグロンの POC（Proof of Concept）試験は 2004 年に行われ，ミラベグロン（100 および 150 mg/day）が OAB に対し治療効果をもつことが初めて実証された[30]。

次の第 II 相試験では，ミラベグロンの有効性と安全性に関する至適用量が検討された[31]。有効性については，ミラベグロンの用量を 25 mg/day，50 mg/day，100 mg/day と上げていくと，OAB の各症状は用量依存性に改善された。この改善効果は 100 mg/day で最大となるが，50 mg/day の用量でも最大効果に近い改善が得られた。ミラベグロンの有害事象発現率は全般的に低かったが，β_3作動薬ということから心血管系への影響は詳細に検討された。ミラベグロンは用量依存性に脈拍数を軽度上昇させるが，50 mg/day 以下の用量において動悸や頻脈の発現率はわずか 0.5％ であった。また，血圧への影響はほとんどなかった。

心電図の Q 波の始まりから T 波の終わりまでの時間は QT 間隔と呼ばれ，QT 間隔の延長は潜在的な催不整脈作用の指標とされている。実際には，QT 間隔は脈拍の影響を受けるので，脈拍数で補正した QTc が用いられる。ミラベグロンでは 200 mg/day の高用量投与時にのみ，女性で QTc が延長する傾向がみられた。

以上の有効性と安全性のデータを鑑みて，ミラベグロンの推奨用量を 50 mg/day として，国内外で第 III 相試験が行われた[32-35]。ミラベグロンの国内第 III 相試験は 1 日の排尿回数を主要評価項目として設定され，プラセボ群（368 例），ミラベグロン 50 mg/day 投与群（369 例）およびトルテロジン 4 mg/day 投与群（368 例）で構成された大規模ランダム化比較試験である。この第 III 相試験では，主要評価項目である排尿回数/日（**図 6-7**），副次評価項目の尿意切迫感回数/日および切迫性尿失禁回数/日が，ミラベグロン投与群ではプラセボ群と比較し有意に減少し，ミラベグロンが OAB 症状を明らかに改善した（**図 6-8**）。また，排尿時の膀胱容量を反映する 1 回排尿量も，ミラベグロン投与によって有意の増加を示した。なお，

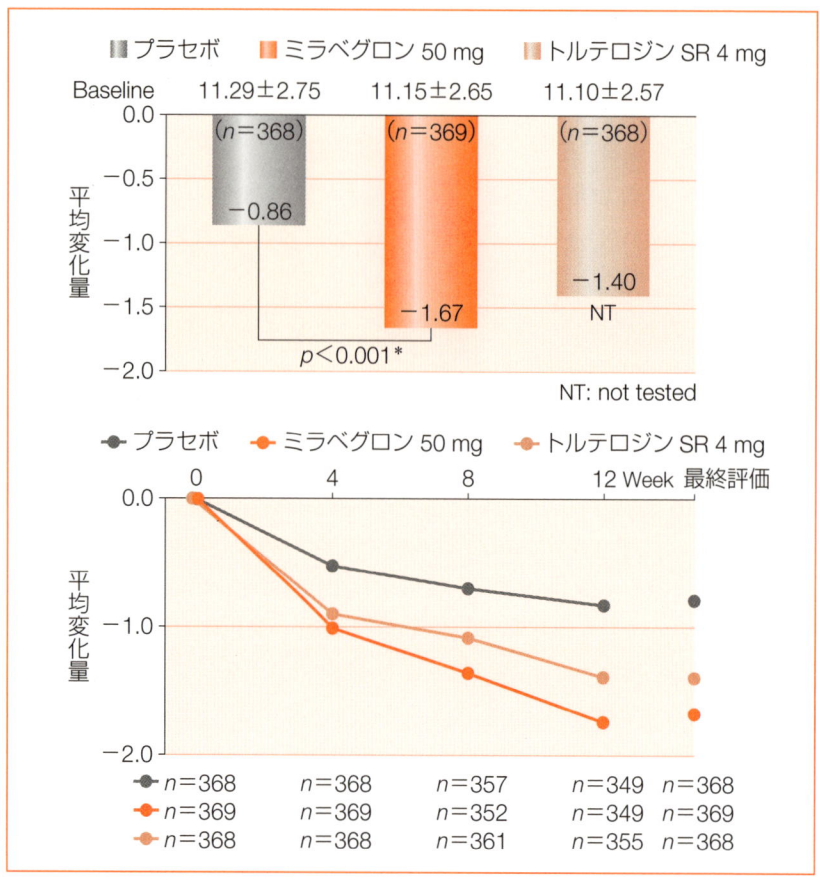

図6-7　ミラベグロンによる排尿回数の減少
（文献32）より一部改変）

この試験では，抗コリン薬であるトルテロジンとの直接比較を行っていないが，各症状の投薬前後の差を参考にしても，ミラベグロンのOABに対する改善効果はトルテロジンとほぼ同じであった。第II相試験と同様，第III相試験でもミラベグロンの有害事象出現率は全般的に低かった。特に，口内乾燥や便秘などの出現率はプラセボ群と同等であり，抗コリン薬に特有の副作用は出現しなかった。

　第III相試験で有効性と安全性が実証されたミラベグロンは，OABの治療に用いられる世界初のβ_3作動薬として2011年9月に我が国で発売され

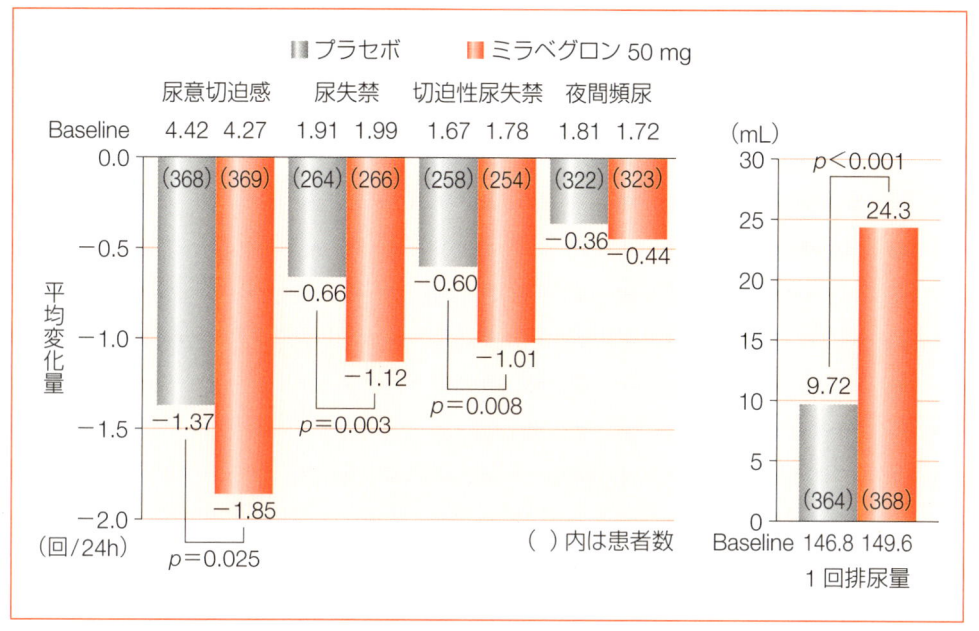

図6-8　ミラベグロンによる副次評価項目の改善
（文献[32]より一部改変）

た。翌年の2012年に，ミラベグロンは米国と欧州で承認され，今では世界中で使用されているOAB治療薬である。このように，ミラベグロンは日本から世界に発信できた新薬である。

▌ 3）β_3作動薬がOABを改善する仕組み

　β_3作動薬の主作用は，排尿筋（膀胱平滑筋）の弛緩である。ところが，β_3受容体は排尿筋だけではなく尿路上皮や間質細胞にも発現している。これまでの研究によると，β_3作動薬が，排尿筋，尿路上皮および間質細胞のβ_3受容体を刺激すると，それぞれの部位におけるβ_3受容体の活性化は全体として膀胱知覚神経の抑制につながり，頻尿や尿意切迫感のようなOABの症状が改善されるといわれている（**図6-9**）。

　このセクションでは，β_3作動薬が影響を与える排尿筋の緊張，膀胱の自発収縮および尿路上皮からの伝達物質放出に焦点を当て，β_3作動薬が

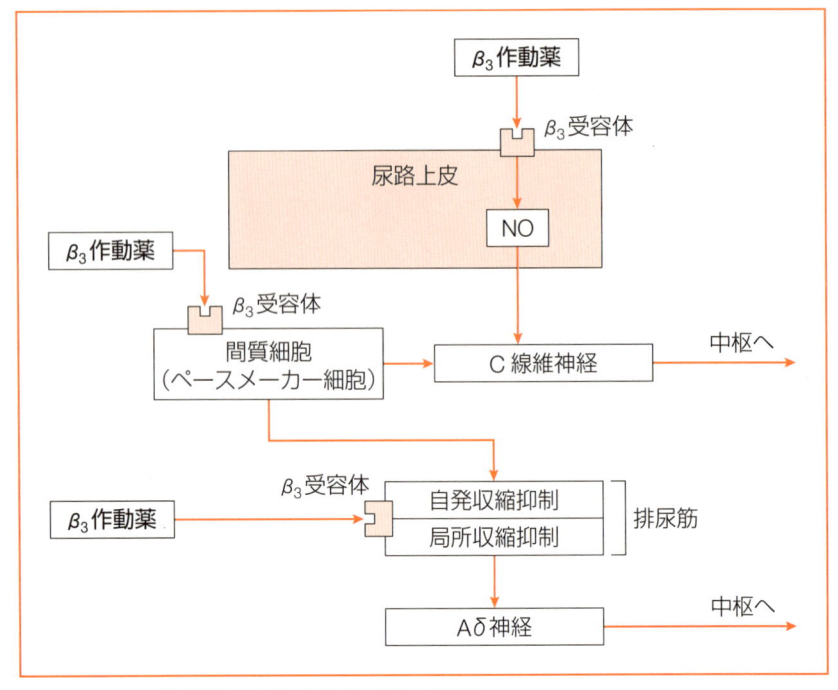

図 6-9　β_3作動薬による求心性神経の抑制

OAB を改善する機序について解説する。

a) β_3作動薬による排尿筋の緊張緩和

　最初に，排尿筋の緊張と尿意の関係について説明する。膀胱に尿がたまると尿意を感ずるのは，膀胱知覚神経（Aδ 線維）終末のメカノセンサーが蓄尿に伴う膀胱壁の伸展を感知し，それを電気信号に変換し脳へ伝達するからである。

　ところで，このメカノセンサーが感知しているのは，膀胱壁の伸展ではなく，伸展によって発生する張力（伸展張力）である。例えば，蓄尿時に膀胱壁の伸展に伴い伸展張力が次第に強くなるので，メカノセンサーにより変換され中枢へ送られる電気信号が増加し，脳で認知される尿意感も強くなるのである（**図 6-10**）。したがって，膀胱壁に生じる伸展張力が，尿意の強さを決定する重要な因子である。

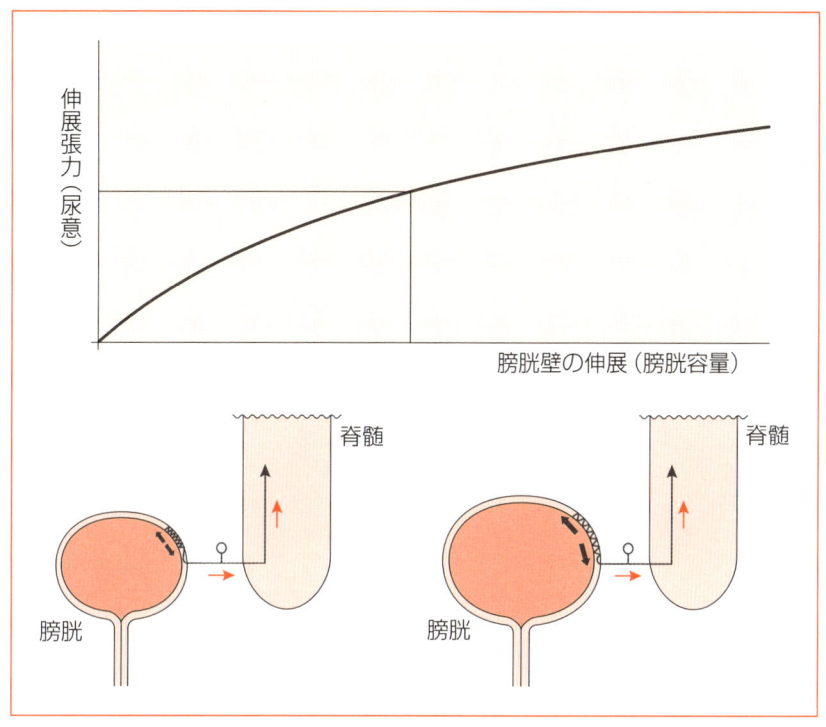

図 6-10 蓄尿に伴って発生する伸展張力が尿意の強さを決定する
◀━ ━▶ は伸展張力を表す。

　ここで伸展張力と排尿筋緊張度の関係に注目してみよう。膀胱壁のかなりの部分は排尿筋で占められているので，蓄尿時において膀胱壁の伸展に応じて発生する伸展張力は，排尿筋の緊張によって大きな影響を受ける。具体的には，排尿筋の緊張が強いとメカノセンサーにかかる伸展張力が増加し，蓄尿期における尿意がより強くなるし，その逆も成立する（**図6-11**）。

　さて，β_3作動薬によって排尿筋が弛緩すると排尿筋の緊張が緩むので，メカノセンサーにかかる伸展張力が減少する。この結果，同じ膀胱容量で発生する尿意はβ_3作動薬によって減弱するので，尿意感が再びトイレに行くほど強くなるまでに，さらに多くの尿を膀胱にためることができる（**図6-11**）。これが，β_3作動薬による頻尿改善の機序，換言すれば膀胱容

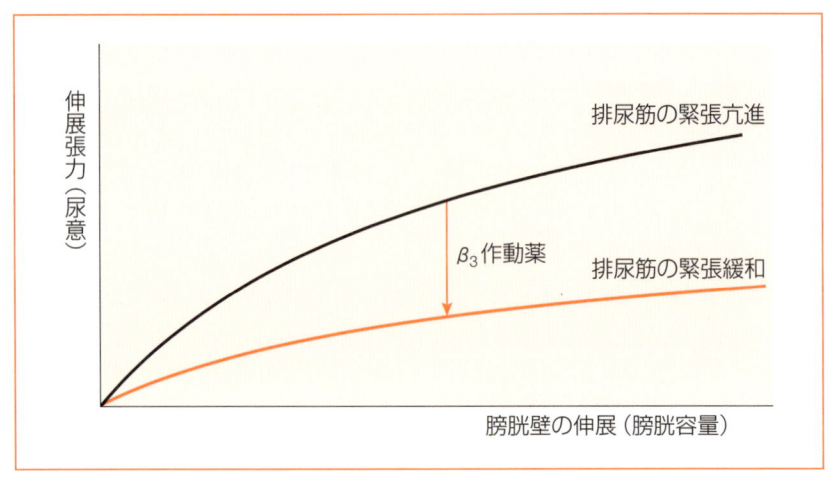

図 6-11 β_3作動薬は排尿筋の緊張を低下させるので，伸展張力は小さくなり尿意も弱くなる

量増大効果のメカニズムである。このように，β_3作動薬は，排尿筋の緊張を緩和することにより，膀胱知覚神経のメカノセンサーにかかる伸展張力を減少させ，頻尿を改善することができる。

b）β_3作動薬による自発収縮の抑制

　膀胱局所の自発収縮運動はマイクロモーション（micromotion）とも呼ばれ，膀胱知覚の発生に重要な役割をもっている。第4章2）のa）〔p.44〕で述べたように，Drake らの報告によると，OAB の患者の膀胱ではマイクロモーションが活発になり，マイクロモーションの出現に一致して尿意切迫感が発症する[36]。

　マイクロモーションは排尿筋の自発収縮運動であるから，β_3作動薬は排尿筋のβ_3受容体を介してマイクロモーションを容易に抑制することができる（**図 6-12**）。これを支持する基礎研究として，オルガンバス中に懸垂したヒト排尿筋切片の自発収縮運動は，経壁電気刺激が起こす排尿筋収縮に影響を与えない低用量のβ_3作動薬により著明に抑制されると報告されている[37]。粘膜固有層の間質細胞は，自発収縮のペースメーカーといわれている。ヒト膀胱では，β受容体の3つのサブタイプが間質細胞に発

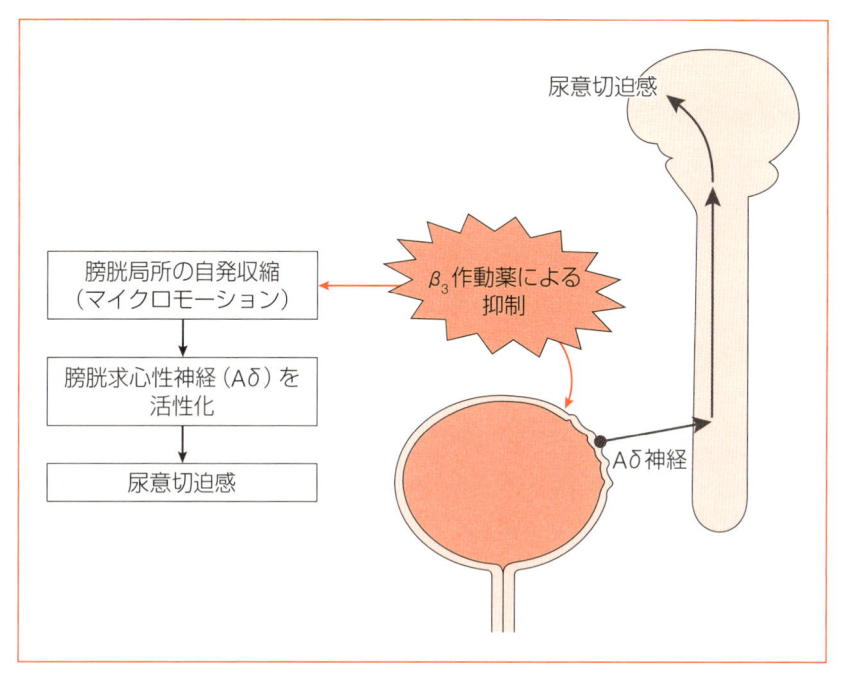

図 6-12 β_3 作動薬による尿意切迫感の改善

現していることが，免疫組織染色によって示されている[38]。

　これらの知見を総合すると，β_3 作動薬は自発収縮を抑制することで，自発収縮が引き起こす膀胱知覚神経の活動を低下させ，尿意切迫感のような病的膀胱知覚の発症を抑えていると思われる（**図 6-12**）。

c）尿路上皮の β_3 受容体

　ヒト膀胱の尿路上皮には，β_1，β_2 および β_3 の 3 つの β アドレナリン受容体が存在する[38,39]。しかし，尿路上皮における β 受容体の機能に関しては，いろいろな説が提案され，今も議論が続いている。

　Birder らによると，ラット膀胱の尿路上皮細胞には，NO 合成酵素（eNOSと iNOS）の遺伝子発現があり，ノルアドレナリン（β 作動薬）による β 受容体への刺激は，尿路上皮から NO を放出させるという[40]。放出された NO は，尿路上皮下に分布する膀胱知覚神経（主に C 線維）に抑制的に作

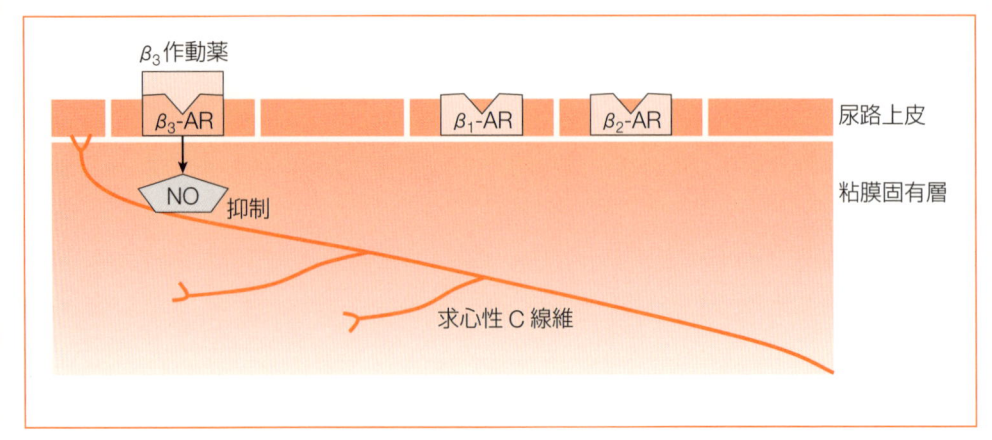

図6-13　β_3作動薬による膀胱知覚神経（C 線維）の抑制作用
　β_3-AR：β_3受容体

用するので，β_3作動薬による OAB 症状の改善効果をうまく説明できる説として注目されてきた（**図6-13**）。しかし，このメカニズムを支持するためには，ヒト尿路上皮細胞でβ_3作動薬による NO 放出を検証する必要がある。このような研究が早く行われることが期待される。

　イソプロテレノール（β作動薬）が膀胱切片に起こす弛緩反応について，粘膜がついたままの切片と粘膜を除去した切片で比較した研究は，興味深い知見を提供している[41,42]。これらの研究によると，尿路上皮のβ受容体が刺激されると，カルバコール（コリン作動薬）による収縮を妨げるような未知の抑制因子が，尿路上皮から放出されている可能性があるという[41]。同様の所見はβ_3作動薬でも得られているので，コリン作動性膀胱収縮を抑制する因子の尿路上皮からの放出に，β_3受容体の関与が指摘されている[42]。

d）β_3作動薬による膀胱知覚神経活動電位に対する抑制効果

　β_3作動薬は，膀胱の様々な部位に発現しているβ_3受容体を活性化するが，その効果は全体として膀胱知覚神経の抑制につながる。この説を検証するため，Aizawa らは，ウレタン麻酔下のラットで，膀胱知覚神経の単一線維から活動電位を記録し，ミラベグロン（β_3作動薬）が知覚神経に及

ぼす抑制効果について解析した[43]。これによると，生食注入時の膀胱拡張に伴って増加する Aδ 線維および C 線維の発火頻度は，ミラベグロン投与によって減少することが示されている。また，一定の膀胱容量で発生する微小収縮（以下，自発収縮）は Aδ と C 線維に発火を引き起こすが，この場合もミラベグロンは両線維の活動を抑制することが明らかにされている。

面白いことに，膀胱注入時でも自発収縮発生時でも，Aδ 線維の活動が低用量のミラベグロン（0.3 mg/kg）で抑えられるのに対し，C 線維の活動抑制には高用量（1 mg/kg）が必要であったということである。このように，ミラベグロンの膀胱知覚神経に対する抑制効果が Aδ 線維で顕著であるのは，β_3 作動薬の主作用が排尿筋の弛緩であり，Aδ 線維は主に排尿筋（膀胱平滑筋層）に分布していることによる。

4）実臨床における β_3 作動薬

現在，使用できる β_3 作動薬は，ミラベグロンとビベグロンである。ビベグロンは 2018 年 9 月に製造販売が承認されたばかりで，有効性と安全性に関する情報を提供しているのは第 III 相試験によるものである[44]。一方，ミラベグロンには，2011 年 9 月の発売以来，有効性と安全性に関する豊富なエビデンスが蓄積されてきた。ここでは，ミラベグロンを例に，OAB の実臨床における β_3 作動薬について解説する。

a）実臨床におけるミラベグロンの特徴

ミラベグロンの臨床試験では，対象患者が同質となるように選択されている。ところが，実臨床でミラベグロンが処方される患者は，高血圧，糖尿病，前立腺肥大症（BPH）などを併発していたり，併発疾患に対する薬剤が投薬されたり，実に様々である。実臨床におけるミラベグロンの安全性と有効性については，約一万例を対象とした市販後使用成績調査が豊富な情報を提供している。

これによると，ミラベグロン服薬開始から 3 カ月または 1 年経過した時点で，心血管系を含め副作用全体の発現率は 6～7% にとどまり，残尿も投与前と比較し有意の増加を示さなかった。また，過活動膀胱症状スコア

（OABSS）がミラベグロン投与により有意に減少することに加え，主治医判定による有効率は，3カ月目で80.7%，1年目で80.9%であり，ミラベグロンのOAB改善効果は長期にわたり継続することが示されている[45,46]。なお，患者年齢を考慮した解析において，ミラベグロンの有効性と副作用発現率は75歳以上と75未満で差がなかったと報告されている[47]。

ミラベグロンの服薬継続率は，服薬開始から3カ月目で84.8%，6カ月目で77.6%，1年目で66%であった。また，1年目の服薬継続率を65歳以上と未満で検討したところ，65歳以上の高齢者（67.6%）は，65歳未満（59.8%）よりも有意に高い服薬継続率を示している[46]。より長期の追跡調査によると，ミラベグロンの服薬継続率は，1年目，2年目，3年目で，それぞれ65.8%，59.2%，46.7%であった[48]。抗コリン薬については，投与1年目の服薬継続率が20%未満と報告されているので[27]，ミラベグロンの服薬継続率は抗コリン薬に比べてかなり高い。英国の臨床診療においても，ミラベグロン投与開始から1年目における服薬継続率は，どの抗コリン薬（プロピベリン，ソリフェナシン，トルテロジン，ダリフェナシン，フェソテロジン）よりも有意に高いことが報告されている[49]。このように，ミラベグロンの服薬継続率が高いのは，口内乾燥や便秘のような抗コリン薬に特有の副作用がないことに関係している。

b) ミラベグロンと抗コリン薬

β_3作動薬であるミラベグロンと抗コリン薬を比べ，OABに対する改善効果はどちらが勝るのか，よく話題にされるテーマである。残念なことに，製薬会社間の協定により，ミラベグロンと抗コリン薬を直接比較する検証試験（Head to head study）は行われていないので，真相は分からない。しかし，第III相試験におけるミラベグロンとトルテロジンの有効性をみると，OABの症状によって多少の違いがあるものの，両者のOABに対する改善効果は，ほぼ同じという印象である。また，ネットワークメタ解析では，ミラベグロンと現在処方されているすべての抗コリン薬を比較したところ，頻尿および切迫性尿失禁に対する有効性に有意差が認められなかった[50]。当然のことながら，口内乾燥の発現リスクは，どの抗コリン薬でもミラベグロンより有意に高いことが報告されている[50]。

抗コリン薬のほうがミラベグロンより有効性が高いといわれることがある。しかし，これは抗コリン薬に対する漠然とした印象であり，抗コリン薬の中で有効性が勝っているのはどの抗コリン薬を指しているのか，その抗コリン薬の用量など，いくつかの重要な点が明確でない。著者らが行ったメタ解析によると，抗コリン薬の有効性は抗コリン薬の種類と用量に依存し，用量によってはミラベグロンより有効性が高い傾向を示すものや，反対に低い傾向を示すものがある[51]。例えば，ソリフェナシン 10 mg は，ミラベグロンよりも有効性が優っているが，口内乾燥や便秘などの副作用は更に強くなる。このように，用量を増量できる抗コリン薬は，有効性が高くなると安全性が低下するという矛盾を有する。また，用量が固定されている抗コリン薬でも，口内乾燥や便秘などの副作用を避けることはできない。

一方，ミラベグロンは，有効性が抗コリン薬と同等であり，口内乾燥や便秘のような副作用がなく，心血管系を含め有害事象全体の発現率はかなり低い。したがって，ミラベグロンは，高い安全性と十分な有効性をもつ，使いやすい治療薬である。

c) β_3作動薬を第一選択とする OAB の治療レジメン

そこで，OAB 薬物療法におけるミラベグロンの位置づけについて考えてみよう。これまで，OAB 薬物療法の第一選択は抗コリン薬であった。先述したように，ミラベグロンの有効性は，抗コリン薬と同等である。また，ミラベグロンの副作用発現率は心血管系のものを含めかなり低く，口内乾燥や便秘のような抗コリン薬特有の副作用がない。このように，有効性が抗コリン薬と同等で，副作用が抗コリン薬より少ないなら，ミラベグロンは OAB の薬物療法において第一選択にすべき薬剤である。

初診の OAB 患者にミラベグロンを第一選択として投与すると，約8割の患者で OAB 症状が改善すると推測されている[45,46]。一方，ミラベグロンによって OAB が十分改善しない場合は，ミラベグロンに抗コリン薬を追加併用することが推奨される。何故なら，ミラベグロンとソリフェナシンの併用が，ミラベグロン単独よりも有意な改善効果をもたらすからである[52]。さらに，MILAI II 試験では，ミラベグロンによる改善効果が不十

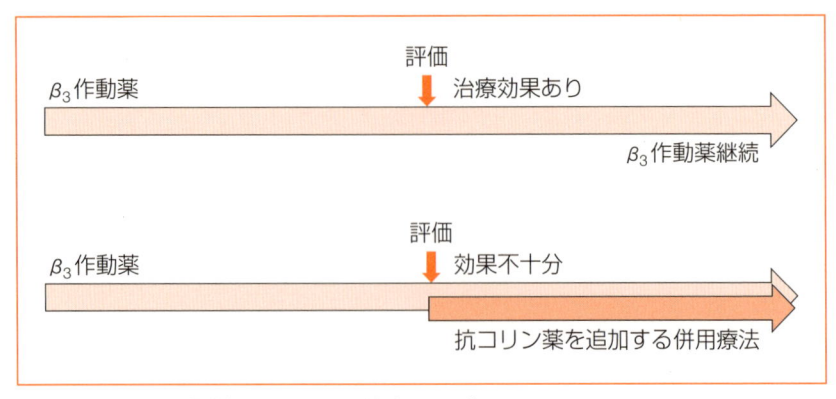

図 6-14　最も推奨される OAB 治療のレジメン

分な OAB 患者 649 例を対象に，ソリフェナシン 5 mg，プロピベリン 20 mg，イミダフェナシン 0.2 mg，トルテロジン 4 mg をそれぞれ追加併用する治療を 52 週間行ったところ，重篤な有害事象が出現することもなく，長期にわたる OAB 症状の有意な改善が報告されている[53]。

　以上のように，β_3 作動薬を第一選択とする OAB の治療は，β_3 作動薬投与後のある時点で有効性を評価し，① 満足すべき治療効果が得られているなら投与を継続する，② 効果不十分の場合には抗コリン薬を追加併用する，という手順で進めることができる（**図 6-14**）。このレジメンで大部分の OAB をカバーすることができると思われる。

　ミラベグロンの効果が不十分の症例に対し，抗コリン薬へ切り替えるという選択肢がある。もし，ミラベグロンの治療効果がまったくないなら，抗コリン薬への切り替えもありうるであろう。しかし，β_3 作動薬でも抗コリン薬でも治療効果がゼロ（non-responder）という症例はむしろ稀であり，効果不十分症例の大部分では，尿意切迫感の発症回数は減少しないが排尿回数のほうは減少するというように，症状によって何らかの改善効果がみられるものである（poor responder）。したがって，抗コリン薬を追加併用するほうが，β_3 作動薬の効果に抗コリン薬の効果を上乗せすることができ，更なる有効性の向上が期待できる[54]。

　ミラベグロンの治療効果を判定する時期について，第 III 相試験では多くの OAB 症状の改善効果はミラベグロン投与後 12 週目で最大となるも

のの，実臨床で効果判定を 12 週目で行うことは現実的でない。切迫性尿失禁や 1 回排尿量のように症状によっては，ミラベグロン投与後 4 週目で最大効果近くまで改善されるものがある。これらを考慮すると，投与後 4 週以降が実践的な評価時期になると思われる。

d) 前立腺肥大症に合併する OAB

OAB を伴う前立腺肥大症（BPH）にミラベグロンが使われることを想定し，ミラベグロンが排尿時の排尿筋収縮に与える影響について，圧流量検査（PFS）による検証が行われた[55]。これによると，膀胱出口部閉塞（BOO）を有する男性患者にミラベグロン（50 mg，100 mg）を投与しても，最大尿流量（Q_{max}）および最大尿流時排尿筋圧（$PdetQ_{max}$）は，プラセボと比較して有意の変化を示さなかったという。このように，ミラベグロンは排尿時の膀胱収縮を抑制しないので，BPH に合併する OAB に対し，残尿増加や尿閉のリスクを気にせず投与できそうである。

ミラベグロンの市販後使用成績調査によると，安全性解析対象の 9,450 例のうち尿閉の発現はわずか 21 例（0.22%）であり，ミラベグロンの安全性が高いことを示している[45]。しかし，尿閉を起こした 21 例中 17 例は，69 歳以上の BPH 患者であった。また，75 歳未満と 75 歳以上に分けた解析では，75 歳以上の患者群において，残尿増加，排尿困難，尿閉などの副作用が多く発現すると報告されている[47]。この原因として，75 歳以上の高齢者では BPH に加えて低活動膀胱があるためと推測される。

以上の解析は，BPH に合併する OAB をミラベグロン単独で治療する場合，排尿障害悪化の潜在的リスクがあることを示唆している。そこで，より安全に BPH に伴う OAB を治療するため登場するのが，α_1 遮断薬とミラベグロンの併用療法である。

α_1 遮断薬は BOO を軽減することにより排尿症状を改善することは理解されているが，その一方で蓄尿症状に対しても改善効果をもつ。これまで行われた α_1 遮断薬に関する大規模臨床試験は，尿意切迫感を含む IPSS の蓄尿症状スコアがプラセボと比較し有意に改善されることを示している[56-58]。この蓄尿症状の改善効果には，α_1 遮断薬による膀胱血流の増加が関係すると考えられている[59,60]。このようなエビデンスから，実臨床に

即した治療法として，α_1遮断薬を最初に投与することが推奨されている。α_1遮断薬で治療しても OAB 症状がまだ残る場合，次のプランはミラベグロンを追加併用することである。

Ichihara らは，前立腺肥大による BOO を有する患者で，タムスロシン（0.2 mg）が投与されても OAB 症状が残っている 76 例に対して，ミラベグロンをタムスロシンに追加した群と，そのままタムスロシンを継続した群を，それぞれの治療 8 週目で比較した。その結果は，頻尿，尿意切迫感，OABSS の合計スコア，IPSS の蓄尿症状スコアなどに対する改善効果は，タムスロシンとミラベグロンの併用群のほうで，タムスロシン単独群より有意に優っていた[61]。大規模試験では，タムスロシンで治療中の BPH 患者で OAB 症状が残存する 565 例を対象に，タムスロシンにミラベグロンを追加した群とタムスロシンにプラセボを追加した群が治療 12 週目で比較されている。これによると，プラセボ追加群と比較し，ミラベグロン追加群では，排尿回数と OABSS が有意に減少し 1 回排尿量が有意に増加している。また，有害事象発現率は両群で差がなく，尿閉や懸念すべき心血管系の副作用も認められなかった[62]。このように，α_1遮断薬を先行投与した後にミラベグロンを追加併用することで，より安全に BPH に伴う OAB を治療することができる。

e）抗コリン薬とβ_3作動薬の使い分けは可能か

OAB の治療において，抗コリン薬とβ_3作動薬を使い分けることは可能であろうか。もし，抗コリン薬とβ_3作動薬がまったく異なる作用機序で OAB を改善するならば，OAB には「抗コリン薬が有効な OAB」と「β_3作動薬が有効な OAB」の 2 つのグループが存在することになる（**図 6-15**）。ここで，抗コリン薬とβ_3作動薬の作用機序を思い出してもらいたい。抗コリン薬は，尿路上皮，間質細胞および排尿筋のムスカリン受容体を遮断することによって，膀胱知覚神経の活動を抑制し OAB を改善する。一方，β_3作動薬は，尿路上皮，間質細胞，排尿筋に発現しているβ_3受容体を活性化することで，膀胱知覚神経を抑制し OAB を改善する（**図 6-15**）。

このように，抗コリン薬もβ_3作動薬も結局は膀胱知覚神経の抑制という共通の作用機序をもつので，抗コリン薬が有効な OAB の大部分はβ_3作

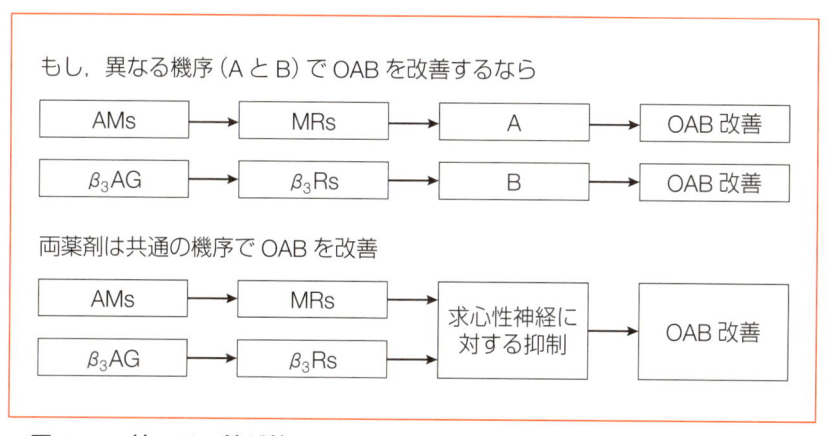

図 6-15　抗コリン薬が効くOABとβ₃作動薬が効くOAB

抗コリン薬とβ₃作動薬がAおよびBという異なる機序でOABを改善するなら，OAB患者は抗コリン薬が有効なOABとβ₃作動薬が有効なOABに分離される。しかし，抗コリン薬もβ₃作動薬も求心性神経を抑制するという共通の作用機序をもつため，抗コリン薬が有効な患者の大部分はβ₃作動薬も有効になる。

AMs：抗コリン薬　　　MRs：ムスカリン受容体　　　β₃AG：β₃作動薬
β₃RS：β₃受容体

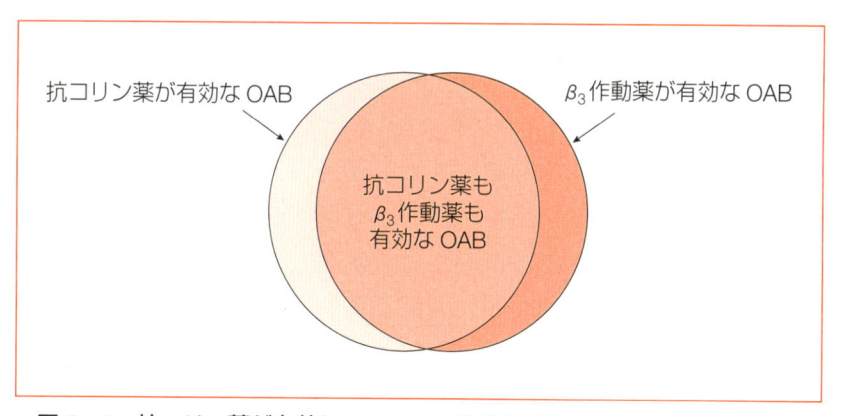

図 6-16　抗コリン薬が有効なOABとβ₃作動薬が有効なOABの関係

動薬も有効となる。すなわち，抗コリン薬が有効なOAB患者の多くは，β₃作動薬が有効なOAB患者と重なり合う（**図 6-16**）。著者の経験から，約8割のOAB患者は，抗コリン薬もβ₃作動薬も有効であり，残りの2割

は抗コリン薬もしくはβ_3作動薬の効果不十分症例であると推測している（**図 6-16**）。効果不十分症例は薬剤の治療効果における個人差を表し，ムスカリン受容体およびβ_3受容体それぞれの発現量や感受性の低下などが関係していると思われる。

5）β_3作動薬の更なる可能性

　最近の基礎研究によると，β_3作動薬には面白い作用のあることが指摘されている。膀胱の血流障害（膀胱虚血）はOABの病因の一つとして注目されているが，この病態を研究するためいくつかの膀胱虚血動物モデルが開発されてきた。著者の研究グループのNomiyaは，自ら開発した動脈硬化によるラット慢性膀胱虚血モデルを用いて，膀胱の慢性虚血によって，排尿反射の出現頻度が増加する膀胱過剰活動（bladder hyperactivity）が発生することを示した[64]。さて，β_3作動薬であるが，Sawadaらによると，ミラベグロンを慢性膀胱虚血ラットに投与すると，膀胱過剰活動の改善とともに筋層内におけるコラーゲンの増殖が抑えられるという[65]。この結果は，ミラベグロンが慢性膀胱虚血による線維化に対し予防効果をもつことを示唆している。

　著者のグループが行った最近の研究では，ミラベグロンは虚血膀胱ラットの膀胱血流を改善することにより，酸化ストレスの上昇を抑制すること

Column 8

β_3受容体の遺伝子多型

　β_3受容体は，68番目のトリプトファン（Trp）がアルギニン（Arg）に変換される遺伝子多型をもつ。この遺伝子多型をもつOAB患者ではβ_3受容体の機能が不完全になるため，蓄尿期に膀胱が十分弛緩せず，OABも重症化する可能性がある。さらに，β_3作動薬が効かなくなることも懸念された。ところが，OAB患者と健常者を対象とした研究から，この遺伝子多型はOABの重症度にほとんど相関しないことが明らかにされた[63]。今では，β_3受容体の遺伝子多型はOABの発症にもβ_3作動薬の有効性にも影響を与えないと理解されている。

が見出されている（未発表）。このことから，ミラベグロンの線維化予防効果も酸化ストレス軽減効果と同様に，ミラベグロンによる膀胱虚血の改善がもたらしたものであると推測される。ミラベグロンの膀胱血流増加効果については，膀胱壁内の血管は排尿筋の緊張により圧迫されているが，β_3作動薬（ミラベグロン）により排尿筋が弛緩すると，筋緊張が緩み血管への圧迫が解除されるため膀胱血流が増加したと考えられる。

このように，動物実験のレベルではあるが，ミラベグロンは膀胱の過剰活動を改善するとともに，膀胱虚血，酸化ストレスおよび線維化から膀胱を保護する作用も有し，付加価値の多い薬といえる。もし，これが臨床にトランスレーションされるなら，ミラベグロンによるOABの治療は，酸化ストレスや線維化から膀胱を保護するので，長期にわたる膀胱機能の安定化が期待される。

参考文献

1) Yokoyama O, Yusup A, Miwa Y et al. Effects of tolterodine on an overactive bladder depend on suppression of C-fiber bladder afferent activity in rats. *J Urol* 2005; 174: 2032–6

2) Haga N, Aikawa K, Shishido K et al. Effect of long-term oxybutynin administration on c-Fos expression in spinal neurons: inhibition of antimuscarinics on bladder afferents in conscious rats. *Urology* 2009; 73: 200–4

3) De Laet K, De Wachter S, Wyndaele JJ. Systemic oxybutynin decreases afferent activity of the pelvic nerve of the rat: new insights into the working mechanism of antimuscarinics. *Neurourol Urodyn* 2006; 25: 156–61

4) Iijima K, De Wachter S, Wyndaele JJ. Effects of the M_3 receptor selective muscarinic antagonist darifenacin on bladder afferent activity of the rat pelvic nerve. *Eur Urol* 2007; 52: 842–7

5) Yoshida M, Inadome A, Maeda Y et al. Non-neuronal cholinergic system in human bladder urothelium. *Urology* 2006; 67: 425–30

6) Hanna-Mitchell AT, Beckel JM, Barbadora S et al. Non-neuronal acetylcholine and urinary bladder urothelium. *Life Sci* 2007; 80: 2298–302

7) Birder LA, Wolf-Johnston AS, Sun Y, Chai TC. Alteration in TRPV1 and muscarinic (M_3) receptor expression and function in idiopathic overactive bladder urothelial cells. *Acta Physiol* (*Oxf*) 2013; 207: 123–9

8) Mansfield KJ, Liu L, Mitchelson FJ et al. Muscarinic receptor subtypes in human bladder detrusor and mucosa, studied by radioligand binding and quantitative competitive RT-PCR: changes in ageing. *Br J Pharmacol* 2005; 144: 1089–99

9) Tyagi S, Tyagi P, Van-le S et al. Qualitative and quantitative expression profile of muscarinic receptors in human urothelium and detrusor. *J Urol* 2006; 176: 1673–8

10) Mukerji G, Yiangou Y, Grogono J et al. Localization of M_2 and M_3 muscarinic receptors in human bladder disorders and their clinical correlations. *J Urol* 2006; 176: 367–73

11) Moro C, Uchiyama J, Chess-Williams R. Urothelial/lamina propria spontaneous activity and the role of M_3 muscarinic receptors in mediating rate responses to stretch and carbachol. *Urology* 2011; 78: 1442.e9−15

12) Andersson KE, Yoshida M. Antimuscarinics and the overactive detrusor — which is the main mechanism of action? *Eur Urol* 2003; 43: 1−5

13) Yamaguchi O. Antimuscarinics and overactive bladder: other mechanism of action. *Neurourol Urodyn* 2010; 29: 112−5

14) Brading AF, Turner WH. The unstable bladder: towards a common mechanism. *Br J Urol* 1994; 73: 3−8

15) Emorine LJ, Marullo S, Briend-Sutren MM et al. Molecular characterization of the human beta 3-adrenergic receptor. *Science* 1989; 245: 1118−21

16) Nergårdh A, Boréus LO, Naglo AS. Characterization of the adrenergic beta-receptor in the urinary bladder of man and cat. *Acta Pharmacol Toxicol* (*Copenh*) 1977; 40: 14−21

17) Larsen JJ. α- and β-adrenoceptors in the detrusor muscle and bladder base of the pig and beta-adrenoceptors in the detrusor muscle of man. *Br J Pharmacol* 1979; 65: 215−22

18) Latifpour J, Kondo S, O'Hollaren B et al. Autonomic receptors in urinary tract: sex and age differences. *J Pharmacol Exp Ther* 1990; 253: 661−7

19) Goepel M, Wittmann A, Rübben H, Michel MC. Comparison of adrenoceptor subtype expression in porcine and human bladder and prostate. *Urol Res* 1997; 25: 199−206

20) Niclauss N, Michel-Reher MB, Alewijnse AE, Michel MC. Comparison of three radioligands for the labelling of human beta-adrenoceptor subtypes. *Naunyn Schmiedebergs Arch Pharmacol* 2006; 374: 99−105

21) Seguchi H, Nishimura J, Zhou Y et al. Expression of beta 3-adrenoceptors in rat detrusor smooth muscle. *J Urol* 1998; 159: 2197−201

22) Fujimura T, Tamura K, Tsutsumi T et al. Expression and possible functional role of the β3-adrenoceptor in human and rat detrusor muscle. *J Urol* 1999; 161: 680−5

23) Yamaguchi O. Beta$_3$-adrenoceptors in human detrusor muscle. *Urology* 2002; 59 (5 Suppl 1): 25−9

24) Nomiya M, Yamaguchi O. A quantitative analysis of mRNA expression of $\alpha1$ and β-adrenoceptor subtypes and their functional roles in human normal and obstructed bladders. *J Urol* 2003; 170: 649−53

25) Takeda M, Obara K, Mizusawa T et al. Evidence for β_3-adrenoceptor subtypes in relaxation of the human urinary bladder detrusor: analysis by molecular biological and pharmacological methods. *J Pharmacol Exp Ther* 1999; 288: 1367−73

26) Igawa Y, Yamazaki Y, Takeda H et al. Functional and molecular biological evidence for a possible β_3-adrenoceptor in the human detrusor muscle. *Br J Pharmacol* 1999; 126: 819−25

27) Yeaw J, Benner JS, Walt JG et al. Comparing adherence and persistence across 6 chronic medication classes. *J Manag Care Pharm* 2009; 15: 728−40

28) Frazier EP, Mathy MJ, Peters SL, Michel MC. Does cyclic AMP mediate rat urinary bladder relaxation by isoproterenol? *J Pharmacol Exp Ther* 2005; 313: 260−7

29) Uchida H, Shishido K, Nomiya M, Yamaguchi O. Involvement of cyclic AMP-dependent and -independent mechanisms in the relaxation of rat detrusor muscle via beta-adrenoceptors. *Eur J Pharmacol* 2005; 518: 195−202

30) Chapple CR, Yamaguchi O, Ridder A et al. Clinical proof of concept study (BLOSSOM) shows novel β_3 adrenoceptor agonist YM178 is effective and well tolerated in the treatment of symptoms of overactive bladder. *Eur Urol Suppl* 2008; 7: 239

31) Yamaguchi O, Marui E, Igawa Y et al. Efficacy and safety of the selective β_3-adrenoceptor

agonist mirabegron in Japanese patients with overactive bladder: a randomized, double-blind, placebo-controlled, dose-finding study. *Low Urin Tract Symptoms* 2015; 7: 84–92

32) Yamaguchi O, Marui E, Kakizaki H et al. Phase III, randomised, double-blind, placebo-controlled study of the β_3-adrenoceptor agonist mirabegron, 50 mg once daily, in Japanese patients with overactive bladder. *BJU Int* 2014; 113: 951–60

33) Khullar V, Amarenco G, Angulo JC et al. Efficacy and tolerability of mirabegron, a β_3-adrenoceptor agonist, in patients with overactive bladder: results from a randomised European-Australian phase 3 trial. *Eur Urol* 2013; 63: 283–95

34) Nitti VW, Auerbach S, Martin N et al. Results of a randomized phase III trial of mirabegron in patients with overactive bladder. *J Urol* 2013; 189: 1388–95

35) Herschorn S, Barkin J, Castro-Diaz D et al. A phase III, randomized, double-blind, parallel-group, placebo-controlled, multicentre study to assess the efficacy and safety of the β_3 adrenoceptor agonist, mirabegron, in patients with symptoms of overactive bladder. *Urology* 2013; 82: 313–20

36) Drake MJ, Harvey IJ, Gillespie JI, Van Duyl WA. Localized contractions in the normal human bladder and in urinary urgency. *BJU Int* 2005; 95: 1002–5

37) Biers SM, Reynard JM, Brading AF. The effects of a new selective β_3-adrenoceptor agonist (GW427353) on spontaneous activity and detrusor relaxation in human bladder. *BJU Int* 2006; 98: 1310–4

38) Limberg BJ, Andersson KE, Aura Kullmann F et al. β-adrenergic receptor subtype expression in myocyte and non-myocyte cells in human female bladder. *Cell Tissue Res* 2010; 342: 295–306

39) Otsuka A, Shinbo H, Matsumoto R et al. Expression and functional role of beta-adrenoceptors in the human urinary bladder urothelium. *Naunyn Schmiedebergs Arch Pharmacol* 2008; 377: 473–81

40) Birder LA, Nealen ML, Kiss S et al. Beta-adrenoceptor agonists stimulate endothelial nitric oxide synthase in rat urinary bladder urothelial cells. *J Neurosci* 2002; 22: 8063–70

41) Murakami S, Chapple CR, Akino H et al. The role of the urothelium in mediating bladder responses to isoprenaline. *BJU Int* 2007; 99: 669–73

42) Masunaga K, Chapple CR, McKay NG et al. The β_3-adrenoceptor mediates the inhibitory effects of β-adrenoceptor agonists via the urothelium in pig bladder dome. *Neurourol Urodyn* 2010; 29: 1320–5

43) Aizawa N, Homma Y, Igawa Y. Effects of mirabegron, a novel β_3-adrenoceptor agonist, on primary bladder afferent activity and bladder microcontractions in rats compared with the effects of oxybutynin. *Eur Urol* 2012; 62: 1165–73

44) Yoshida M, Takeda M, Gotoh M et al. Vibegron, a novel potent and selective β_3-adreno-receptor agonist, for the treatment of patients with overactive bladder: a randomized, double-blind, placebo-controlled phase 3 study. *Eur Urol* 2018; 73: 783–90

45) Nozawa Y, Kato D, Tabuchi H, Kuroishi K. Safety and effectiveness of mirabegron in patients with overactive bladder in a real-world clinical setting: a Japanese post-marketing study. *Low Urin Tract Symptoms* 2018; 10: 122–30

46) Kato D, Tabuchi H, Uno S. Safety, efficacy, and persistence of long-term mirabegron treatment for overactive bladder in the daily clinical setting: interim (1-year) report from a Japanese post-marketing surveillance study. *Low Urin Tract Symptoms* 2019; 11: 14–23

47) Yoshida M, Nozawa Y, Kato D et al. Safety and effectiveness of mirabegron in patients with overactive bladder aged ≧75 years: analysis of a Japanese post-marketing study. *Low Urin Tract Symptoms* 2019; 11: 30–8

48) Kato D, Tabuchi H, Uno S. Three-year safety, efficacy and persistence data following the daily use of mirabegron for overactive bladder in the clinical setting: a Japanese post-marketing surveillance study. *Low Urin Tract Symptoms* 2019; 11: O152–61

49) Chapple CR, Nazir J, Hakimi Z et al. Persistence and adherence with mirabegron versus antimuscarinic agents in patients with overactive bladder: a retrospective observational study in UK clinical practice. *Eur Urol* 2017; 72: 389–99

50) Maman K, Aballea S, Nazir J et al. Comparative efficacy and safety of medical treatments for the management of overactive bladder: a systematic literature review and mixed treatment comparison. *Eur Urol* 2014; 65: 755–65

51) 山口 脩, 吉田正貴, 奥村広之 ほか. 日本人過活動膀胱患者における過活動膀胱治療薬の有効性と安全性 ― プラセボ対照無作為化比較試験のメタ解析 ―. 泌尿外科 2014; 27: 1731–44

52) Gratzke C, van Maanen R, Chapple C et al. Long-term safety and efficacy of mirabegron and solifenacin in combination compared with monotherapy in patients with overactive bladder: a randomised, multicentre phase 3 study (SYNERGY II). *Eur Urol* 2018; 74: 501–9

53) Yamaguchi O, Kakizaki H, Homma Y et al. Long-term safety and efficacy of antimuscarinic add-on therapy in patients with overactive bladder who had a suboptimal response to mirabegron monotherapy: a multicenter, randomized study in Japan (MILAI II study). *Int J Urol* 2019; 26: 342–52

54) Drake MJ, Chapple C, Esen AA et al; BESIDE study investigators. Efficacy and safety of mirabegron add-on therapy to solifenacin in incontinent overactive bladder patients with an inadequate response to initial 4-week solifenacin monotherapy: a randomised double-blind multicentre phase 3B study (BESIDE). *Eur Urol* 2016; 70: 136–45

55) Nitti VW, Rosenberg S, Mitcheson DH et al. Urodynamics and safety of the β_3-adrenoceptor agonist mirabegron in males with lower urinary tract symptoms and bladder outlet obstruction. *J Urol* 2013; 190: 1320–7

56) Narayan P, Tewari A. A second phase III multicenter placebo controlled study of 2 dosages of modified release tamsulosin in patients with symptoms of benign prostatic hyperplasia. United States 93-01 Study Group. *J Urol* 1998; 160: 1701–6

57) Kawabe K, Yoshida M, Homma Y; Silodosin Clinical Study Group. Silodosin, a new alpha$_{1A}$-adrenoceptor-selective antagonist for treating benign prostatic hyperplasia: results of a phase III randomized, placebo-controlled, double-blind study in Japanese men. *BJU Int* 2006; 98: 1019–24

58) Marks LS, Gittelman MC, Hill LA et al. Rapid efficacy of the highly selective alpha$_{1A}$-adrenoceptor antagonist silodosin in men with signs and symptoms of benign prostatic hyperplasia: pooled results of 2 phase 3 studies. *J Urol* 2009; 181: 2634–40

59) Pinggera GM, Mitterberger M, Pallwein L et al. α-blockers improve chronic ischaemia of the lower urinary tract in patients with lower urinary tract symptoms. *BJU Int* 2008; 101: 319–24

60) Goi Y, Tomiyama Y, Nomiya M et al. Effects of silodosin, a selective α_{1A}-adrenoceptor antagonist, on bladder blood flow and bladder function in a rat model of atherosclerosis induced chronic bladder ischemia without bladder outlet obstruction. *J Urol* 2013; 190: 1116–22

61) Ichihara K, Masumori N, Fukuta F et al. A randomized controlled study of the efficacy of tamsulosin monotherapy and its combination with mirabegron for overactive bladder induced by benign prostatic obstruction. *J Urol* 2015; 193: 921–6

62) Kakizaki H, Lee KS, Yamamoto O et al. Efficacy and safety of add-on mirabegron vs.

placebo to tamsulosin in men with overactive bladder symptoms (MATCH Study) (LBA13). *J Urol* 2019; 199 (4 Suppl): e988. https://doi.org/10.1016/j.juro.2018.03.108

63) Honda K, Yamaguchi O, Nomiya M et al. Association between polymorphism of beta3-adrenoceptor gene and overactive bladder. *Neurourol Urodyn* 2014; 33: 400–2

64) Nomiya M, Sagawa K, Yazaki J et al. Increased bladder activity is associated with elevated oxidative stress markers and proinflammatory cytokines in a rat model of atherosclerosis-induced chronic bladder ischemia. *Neurourol Urodyn* 2012; 31: 185–9

65) Sawada N, Nomiya M, Hood B et al. Protective effect of a β_3-adrenoceptor agonist on bladder function in a rat model of chronic bladder ischemia. *Eur Urol* 2013; 64: 664–71

おわりに

　本書では様々な視点から OAB を解説してきた。ここで取り上げた OAB の発症メカニズム，OAB の病因および治療薬の作用機序については，検証すべき点が多く残されている。読者には，このような説に至るまでの思考の道筋を楽しんでもらいたい。難しいところはさておき，OAB とは尿意切迫感が現れる病気であり，その発症には膀胱と脳の両方がかかわっている。面白いことに，OAB の治療薬である抗コリン薬および β_3 作動薬には，それぞれの受容体を介する膀胱知覚神経への抑制効果があり，それによって OAB を改善することができる。

　最近，経営の論理が世の中を席捲しているようで，病院や研究機関である大学でも一定の収益や成果をあげることが義務づけられ，医師も研究者も以前に比べて益々忙しくなっている。これは，ある科学雑誌に載っていた話である。蟻の社会は働き蟻と怠け蟻で構成されているが，怠け蟻を取り除いたら蟻社会が崩壊したという。時には管理社会から外れたところで，アホな考えを暇にまかせて論ずることも大切である。このような時に本書が少しでも役立つなら幸いである。

　本書の企画が始まったのは 2016 年の 6 月頃であるから，それから 3 年の月日が流れ，やっと完成した次第である。読み物としての単行本を執筆することが，論文執筆とはまったく違い，これほど大変なこととは思わなかった。図の作成では，太田西ノ内病院医療秘書課の大越美穂さんにたいへんお世話になった。最後に，本書の執筆に際し，助言と励ましを与えて下さったリッチヒルメディカルの村田嘉久氏に，御礼を申し上げる。

索引

山口　脩

Osamu Yamaguchi, M.D., Ph.D.

略歴

1969 年 3 月	東北大学理学部物理学科卒業
1969 年 4 月	東北大学医学部学士編入学
1973 年 3 月	東北大学医学部卒業
1973 年 4 月	東北大学医学部附属病院泌尿器科研修医
1974 年 4 月	秋田大学医学部泌尿器科学教室 助手
1979 年〜1981 年	米国 Stanford 大学留学
1984 年 1 月	福島県立医科大学泌尿器科学講座 講師
1993 年 1 月	福島県立医科大学泌尿器科学講座 助教授
1996 年 4 月	福島県立医科大学泌尿器科学講座 教授
2001 年 4 月〜2005 年 3 月	日本泌尿器科学会 理事
2002 年10月〜2006 年 9 月	日本排尿機能学会（JCS）理事長
2011 年 4 月	福島県立医科大学 名誉教授
	日本大学工学部医療工学講座 特任教授
2016 年 4 月	日本大学工学部生命応用化学講座 上席研究員
	現在に至る。

過活動膀胱のサイエンス

2019 年 9 月 25 日　　　第 1 版　第 1 刷　発行

執筆　山口　脩

発行　リッチヒルメディカル株式会社
　　　代表取締役　村田嘉久
　　　101-0051 東京都千代田区神田神保町 2-14 朝日神保町プラザ 4F
　　　電話 03-3230-3511

印刷　小倉美術印刷株式会社

ISBN978-4-903849-42-3